Florentine Fritzen
Gemüseheilige

Florentine Fritzen
Gemüseheilige

Eine Geschichte des veganen Lebens

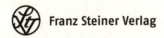

Bibliografische Information der Deutschen Nationalbibliothek
Die Deutsche Nationalbibliothek verzeichnet diese
Publikation in der Deutschen Nationalbibliografie;
detaillierte bibliografische Daten sind im Internet über
<http://dnb.d-nb.de> abrufbar.

Dieses Werk einschließlich aller seiner Teile ist urheberrechtlich geschützt.
Jede Verwertung außerhalb der engen Grenzen des Urheberrechtsgesetzes
ist unzulässig und strafbar.
© Franz Steiner Verlag, Stuttgart 2016

Einbandgestaltung: deblik, Berlin
Gesetzt im Verlag aus der Minion
Gedruckt auf säurefreiem, alterungsbeständigem Papier
Druck: CPI books GmbH, Ulm
Printed in Germany

ISBN 978-3-515-11429-5 (Print)
ISBN 978-3-515-11434-9 (E-Book)

Für Carla und Nina

Inhalt

Vorwort   9

ERSTER TEIL
Bevor es das Wort gab   11

Die strengen Vegetarier des 19. Jahrhunderts 11 – Frühe Flexi-Veganer, Rohköstler und Sinnsucher 17 – Gustav Struve und die radikalen Engländer 22 – Die Disziplin des Weglassens 24 – Raubtierfutter Fleisch 27 – Kleiner Hype um die Sojabohne 29 – Das Zwischenreich von Milch und Eiern 32 – Das gute Brot 39 – Die Rohkost und ihre Gegner 40 – Unfreiwillig vegan – aus Armut 42 – Wurst und Milch im Ladenregal 44 – Unpolierter Reis vom Reformwarenfachmann 46 – Wolle und Seife 47 – Vegan auf Rezept 50 – Der »Jungborntisch« 53 – Pflanzenkost auf dem Berg der Wahrheit 56 – Die Küche ist die Apotheke 61 – Der Garten Eden in Theorie und Praxis 63 – Eine Schule für vegane Leibsorgerinnen 68 – Die Erfindung der Pflanzenbutter 70 – Die große Entfettungskur von 1914 bis 1918 75 – Der Erste Weltkrieg macht die Vegetarier zu Veganern 81 – Radikaler Tierschutz seit 1931 86 – Hitler, der Flexitarier 91 – Die Stille um den Veganismus im »Dritten Reich« 94

Inhalt

ZWEITER TEIL
Die Erfindung des Wortes 99

Donald Watson sucht einen Namen 99 – Der Begriff ist geprägt 104

DRITTER TEIL
Seit es das Wort gibt 107

Vegan im Bombenkrieg 107 – Siedlungen ohne Tiere 109 – Endlich wieder Butter – oder wenigstens Rama 111 – Hühner in Fabriken, Kühe an der Kette 114 – Eine vegane Ordensgemeinschaft 116 – Der Tierschutz und die Kirche 120 – Blutige Milch und der Teufel im Tier 122 – Böser Käse, guter Käse 126 – Das erste Vegan-Kochbuch 127 – Der Leserbrief eines Veganers von 1962 130 – Das umstrittene Vitamin B 12 134 – Endstation Vegetarismus und eine gehörnte Amme 136 – Vegane Flaute in der DDR 142 – Der Vegetarierbund und die Corfam-Schuhe 143 – »Tierleichen am Fuß« 144 – Gelbe Butter mit düster-rotem Schein 145 – Der Milch-Hasser Walter Sommer 146 – Der Milch-Hasser Helmut Wandmaker 149 – Der neue Wohlfühl-Veganismus 151 – Das diskriminierte Tier 154 – »Ökolinks« gegen »rechte VeganerInnen« 154 – Punk, vegan und drogenfrei 157 – Veganes Festival im Kellerwald 158 – Ein eigener Pass für Veganer 159 – Das Hühnereiweiß auf der Zutatenliste 160 – Das Verschwinden der Buttermilch 162 – Der Hype 167

Dank 173

Schreibweise 174

Auswahlbibliographie 175

Abbildungsverzeichnis 181

Vorwort

Am Anfang war kein Wort. Die Veganer nannten sich viele Jahrzehnte lang Vegetarier, also genau wie jene, die zwar auf Fleisch und Fisch verzichteten, aber nicht auf Milch und Eier. Auch die Fleischesser trennten da nicht so genau: Sie belächelten einfach alle Vegetarier, die strengen und die weniger strengen. Manchmal sagten sie auch »Gemüseheilige« zu ihnen.

Aber schon damals war manchen Vegetariern die Pflanzenkost ganz besonders heilig. Wie heute. Ganz ohne Tierprodukte zu leben erscheint Veganern, ob sie nun schon so hießen oder nicht, seit dem 19. Jahrhundert als erhaben und rein. Oder als ethisch geboten und konsequent. Oder als natürlich und gesund. Oder alles zusammen. Manchmal treten sie auch wie Heilige auf. Denn sie denken, dass sie besser leben als die meisten anderen. Sie fühlen sich erleuchtet von einem Wissen, das andere noch nicht teilen: Der Mensch, behaupten sie, komme bestens ohne Käse, Kuhmilch und Eierkuchen aus. Manche Gemüseheilige sind daher auch Propheten: Sie wollen die Erkenntnis zu all denen tragen, die aus ihrer Sicht noch im Dunkeln sind.

Das Wort kam 1944 in die Welt. Da setzten sich ein paar Pflanzenesser in London zusammen und erfanden den Begriff »vegan«.

Es dauerte noch Jahrzehnte, bis er sich durchsetzte. Währenddessen wurden die Gemüseheiligen immer mehr, auch in Deutschland. Seit wenigen Jahren gibt es hier um den Veganismus einen regelrechten Hype. Vom langen Weg dorthin handelt dieses Buch.

ERSTER TEIL

Bevor es das Wort gab

Die strengen Vegetarier des 19. Jahrhunderts

Reinhold Riedel war anfangs einer von vielen. So lange er in Leipzig und Berlin lebte, fand er als Vegetarier Anschluss an zahlreiche Gleichgesinnte und konnte sich problemlos mit allen Lebensmitteln versorgen, die er für seine Lebensweise brauchte. Leute, die wie er auf Fleisch verzichteten, waren in den 1890er Jahren zwar nicht gerade eine relevante gesellschaftliche Gruppe. Aber in den Großstädten des Deutschen Kaiserreichs gab es damals durchaus ungewöhnlichere Typen als Riedel und seine Gesinnungsgenossen, von denen die meisten einem geregelten Beruf nachgingen und ein einigermaßen geselliges Leben führten.

Dann aber gab es in Riedels Leben eine Wende, und er wurde einer von sehr wenigen. Ein Jobwechsel führte dazu, dass er als Vegetarier plötzlich oft auf sich allein gestellt war. Er würde fortan viel mit der Bahn reisen müssen, oft auf dem platten Land. Dem Mann, der offensichtlich allein lebte und meist auswärts aß, fehlte das gewohnte Essen der vegetarischen Speisehäuser in Leipzig und Berlin. Also aß er zunächst sogar wieder Fleisch, das er schon als Kind nicht gemocht hatte. Acht Wochen hielt er die »gemischte Kost« durch, aber sie behagte ihm überhaupt nicht. Und so entschied sich Riedel, der auch mit dem Sozialismus, der Frauenbewegung und den Alkoholgegnern sympathisierte, für einen anderen, radikalen Weg: Er wurde zunächst Rohköstler und dann Veganer, also einer, der gar nichts mehr vom Tier aß und sich ausschließlich von Pflanzen ernährte.

In seinem neuen Beruf fuhr er oft mit dem Zug, und mit Brot, Haferkeksen, Zwieback, Nüssen, Obst und Trockenfrüchten im Gepäck war er völlig unabhängig. Auch von den Bahnhofskellnern, die an jeder Station belegte Brötchen, vor allem aber auch Bier, Kognak, Glühwein und Grog in die Waggons reichten. Bald war es Riedel gleichgültig, ob eine Reise ihn in eine entlegene Kleinstadt oder in eine Großstadt führte.

Das Wort »vegan« kannte Reinhold Riedel noch nicht. Es wurde erst ein halbes Jahrhundert später erfunden, 1944 in England, und dann sollte es noch ein paar Jahrzehnte dauern, bis der Veganismus zum allgemeinen Wortschatz auch der Deutschen gehörte.

Aber Veganer gab es eben schon vorher und nicht nur im Vereinigten Königreich, sondern auch im Deutschen Reich, sie nannten sich bloß nicht so. Leute wie Reinhold Riedel bezeichneten sich meist einfach als Vegetarier. Sie benutzten also dasselbe Wort wie jene, die zwar Fleisch, Wurst und Fisch mieden, aber Milch, Butter, Joghurt, Quark, Käse, Sahne, Eier und Honig zu sich nahmen. Um den Unterschied deutlich zu machen und sich abzugrenzen, nannten sich manche von denen, die aus heutiger Sicht Veganer waren, daher auch »strenge Vegetarier«.

Auch der »Brockhaus« von 1902/03 kennt diese Abstufung. Das Lexikon erläutert den Begriff »Vegetarier« mit den Worten: »Menschen, die ihre Nahrung ausschließlich oder vorwiegend aus dem Pflanzenreiche beziehen und als Getränk nur Wasser nehmen. Es gibt Vegetarier strengerer und milderer Observanz; die strengen essen ausschließlich Vegetabilien, während die mildern auch Milch, Butter, Käse, Eier gestatten und nur das Fleisch von der Nahrung ausschließen.« Weiter unten heißt es dann noch: »Tatsache ist, dass manche Menschen ausschließlich von Vegetabilien leben können.« Allerdings bürde, wer so lebe, »seinen Verdauungsorganen sehr erhebliche Mehrarbeit auf«. Das war der Stand der Forschung – die Ballaststoffe hatten ihre Karriere als wichtiger Bestandteil einer gesunden Ernährung noch vor sich.

Wer zu Reinhold Riedels Zeiten strenger Vegetarier, also Veganer wurde, machte sich zum Exoten. Ansatzweise ist das heute immer noch so, jedenfalls außerhalb umgrenzter Milieus in bestimmten alternativen und hippen Großstadtvierteln. Als Exot gilt aber nur, wer wirklich ernst macht mit der reinen Pflanzenkost – ohne Ausnahmen; wer sich also der strengen Lebensweise wirklich und dauerhaft verschreibt und sie dann oft auch auf Kleidung, Gebrauchsgegenstände und das Verhalten ausdehnt mit dem Ziel, alles zu vermeiden, wofür Tiere benutzt wurden oder leiden mussten. Die vegane Lebensweise ist seit ein paar Jahren aber auch eine Mode, und so sind viele Deutsche ein bisschen vegan. Auch Fleischesser lassen sich die veganen Falafel auf dem Street Food Markt schmecken und kochen zu Hause vegane Rezepte aus Zeitschriften nach. Einmal in der Woche wählen sie in der Kantine »ganz bewusst« das vegane Menü und entscheiden sich beim Bio-Kaffeeröster ihres Vertrauens für den Latte Macchiato mit Sojamilch. Wenn sie auf der Badeschaum-Flasche neben dem Label »Ohne Tierversuche« das »Vegan«-Label entdecken, freuen sie sich, weil es Reinheit suggeriert – reine Inhaltsstoffe, reines Gewissen. Vielleicht schlendern sie sogar über die vegane Messe »Veggie World«, wenn die in ihrer Stadt gastiert. Dort finden sie die wirklich Überzeugten an den Ständen aber wiederum doch etwas arg exotisch.

Zu Riedels Zeit war die bewusst zusammengestellte, ausgewogene und auf Genuss getrimmte Pflanzenkost noch weit davon entfernt, ein fester, gar schicker Bestandteil der Alltagskultur zu sein. Schon als Milch-Eier-Vegetarier war Riedel ein vergleichsweise seltenes Exemplar. Aber das störte ihn wenig, weil er im richtigen Milieu lebte: Leipzig und Berlin waren »vegetarische Hochburgen«, wie Riedel sich begeistert ausdrückte.

Vegetarier konnten sich dort in Vereinen treffen, miteinander diskutieren, Vorträge und Lesungen hören, im Vegetarier-Chor singen und am Wochenende mit der Wandergruppe der Vegetarier-Vereinigung einen Ausflug machen. In Leipzig hatten sich 1892 einige kleinere Verbände zum »Deutschen Vegetarier-Bund« zusammengeschlossen. Außerdem gab es in den beiden Großstädten – Berlin hatte Mitte der 1890er Jahre 1,7 Millionen Einwohner, Leipzig 400.000 – gleich mehrere vegetarische Speisehäuser, in denen Riedel schmackhaftes fleischloses Essen bestellen konnte. Für Berliner Vegetarier standen 1895 immerhin achtzehn solcher Gaststätten zur Auswahl. In Leipzig war das Lokal »Thalysia« berühmt, eines der ältesten vegetarischen Restaurants im Deutschen Reich. Nach dem Essen konnten die Gäste dort auch vegetarische Produkte für daheim kaufen.

Leute wie Riedel aßen in den vegetarischen Lokalen unter Gleichgesinnten. Manche der weiblichen Gäste trugen Reformkleider: mal fein fließende, mal sackartig hängende Gewänder aus gewebtem Baumwollstoff, manchmal mit Blumenmustern oder Borten, immer aber ohne Korsett. Das einschnürende Kleidungsstück galt den Vegetariern als Zeichen einer alten, dem Untergang geweihten Zeit, die sie als ungesund, dekadent und nicht naturgemäß empfanden. Die Natur dagegen priesen sie als Allheilmittel. Sie hofften, dass sich immer mehr Menschen zu einer »natürlichen« oder auch »naturgemäßen« Lebensweise bekennen würden, wie sie das nannten. »Verein für natürliche Lebensweise« – das war auch der Name des ersten deutschen Vegetarier-Vereins, gegründet 1867 von einem freireligiösen Pastor namens Eduard Baltzer im thüringischen Nordhausen.

Zu dieser Lebensweise gehörte nicht nur, sich vollkommen oder weitgehend pflanzlich zu ernähren, sondern auch, Krankheiten mit einer gesunden Lebensweise vorzubeugen und sie notfalls mit Wasser, Kräutern und Diät zu heilen; aufs Land zu fliehen oder das Grün in die Stadt zu holen; sich viel im Freien zu bewegen, Licht und Luft an die Haut zu lassen – manche Anhänger der »naturgemäßen Lebensweise« wälzten sich sogar frühmorgens nackt im Schnee oder im jungen Korn.

Die Vegetarier hatten eine Vision: Wenn immer mehr Menschen das alles beherzigten, dann bräche ein vegetarisches Zeitalter an, zumindest aber entstünde eine gesündere Gesellschaft. Das Essen im vegetarischen Zeitalter dachten sie sich zwar rein pflanzlich, auf dem Weg dorthin wollten sie aber die Milch und die Eier noch nicht streng verbieten. Die Methode der frühen Vegetarier war ziemlich modern: Die Reform, die ihnen vorschwebte, setzte im Kleinen an, eben im persönlichen Alltag. Nur wenn möglichst viele Menschen dazu beitrügen, könnte das aus ihrer Sicht überfütterte Zeitalter überwunden werden und eine bessere Welt kommen.

Als Zeichen für die dekadente Gesellschaft galten den frühen Vegetariern nicht nur das Fleisch und das Korsett. Sie verteufelten auch den Alkohol und den Tabakdunst in schlecht gelüfteten Räumen, den so genannten guten Stuben – und außer dem Fleisch die Schlachthäuser, das Töten von Tieren. Manche gingen sogar so weit, die gesamte Tierzucht anzuprangern und eine »viehlose Landwirtschaft« zu fordern. Um die Jahrhundertwende begannen die Vegetarier, Kleidungsreformer, Abstinenzler, Nichtraucher, Nudisten und Anhänger der Naturheilkunde, sich auch »Lebensreformer« zu nennen. Sie hofften auf ein anderes, gesünderes Leben für alle und begannen damit bei sich selbst.

Im vegetarischen Speisehaus trank Reinhold Riedel, als er kurz vor der Jahrhundertwende noch regelmäßig dort aß, ziemlich sicher Wasser, Fruchtsaft oder eine hausgemachte Limonade. Wahrscheinlich stanken seine Kleider nach dem Kneipenbesuch nicht allzu übel, denn in den Lokalen durfte meist nicht geraucht werden. Das war ungewöhnlich und der Zeit weit voraus, ein Rauchverbot in Gaststätten führten die ersten deutschen Bundesländer erst mehr als hundert Jahre später ein.

Die vegetarischen Lokale waren sicher nicht immer tiptop geführt, es gab auch immer wieder Klagen über die Hygiene, das Angebot auf der Speisekarte und die Art der Zubereitung. Aber alles in allem konnten Berliner und Leipziger Vegetarier im späten 19. Jahrhundert eine vergleichsweise reiche Infrastruktur nutzen. Deshalb wohnten in den »Hochburgen« auch die meisten Vegetarier im Deutschen Reich. Das Angebot schuf die Nachfrage und umgekehrt.

Viele waren es aber noch nicht, im ganzen Deutschen Reich eher ein paar tausend als Zehntausende, und die Zahl derer, die über Jahre hinweg rein pflanzlich lebten wie Reinhold Riedel, dürfte sich auf wenige hundert beschränkt haben. Der »Deutsche Vegetarier-Bund« hatte 1903 immerhin 1445 Mitglieder. Die Naturheilkunde brachte es auf deutlich mehr organisierte Anhänger, ihre Zahl dürfte um 1900 sechsstellig gewesen sein. Heute ernähren sich mehrere Millionen Deutsche fleischlos; je nachdem, welcher Statistik man vertraut, schwanken die Angaben zwischen vier und acht Millionen. Nach Studien und Schätzungen sind darunter bis zu 900.000 Menschen, die nicht nur auf Fleisch und Fisch, sondern auch auf alle anderen Nahrungsmittel vom lebenden Tier verzichten – also Veganer.

Immer noch gibt es einen »Vegetarierbund Deutschland«, der sich inzwischen ohne Bindestreich schreibt, aber seine Wurzeln im »Deutschen Vegetarier-Bund« sieht, der 1892 entstanden war. Am 1. Juli 2016 hatte der »VEBU«, wie er sich abgekürzt nennt, 14.482 Mitglieder. Alle Vorstandsmitglieder leben inzwischen vegan, aber der Bund möchte alle vertreten, die vegan oder vegetarisch leben, und er will auch denen helfen, die es noch nicht geschafft haben, ganz auf Fleisch zu verzichten. Ziemlich sicher war vor hundert Jahren ein größerer Anteil der Vegetarier Mitglied in einem Vegetarier-Verein, als das heute der Fall ist, eben weil es damals ungewöhnlicher war als heute, fleischlos oder gar rein pflanzlich zu leben. Die frühen Vegetarier dürften also eine stärkere Sehnsucht nach Nähe zu Gleichgesinnten gehabt haben.

Außerdem waren die Vegetarier damals politischer, obwohl sie sich kaum in die Tagespolitik einmischten. Trotzdem hatten sie eine Mission: Weil sie eine Reform der Gesellschaft anstrebten, mussten sie so viele Leute wie möglich zum Vegetarismus bekehren. Sie warben mit Flugblättern, Aufsätzen, Vorträgen und in ihren Zeitschriften dafür. Aber ihnen war klar, dass sie zunächst vor allem Ärzte und Wissenschaftler überzeugen mussten. Das fanden sie oft schwierig und machten die »Autoritätsduselei« der Mediziner dafür verantwortlich. Viele Ärzte und Ernährungswissenschaftler gingen davon aus, dass der Mensch ohne Fleisch zu wenig Kraft habe. Heute ist der Vegetarismus für die meisten der Millionen Vegetarier eher etwas Persönliches. Im Mittelpunkt stehen die eigene Gesundheit oder das eigene reine Gewissen samt möglichst kohlendioxidneutralem Fußabdruck – oder beides.

Die Veganer, vor allem die jüngeren, werben wahrscheinlich etwas eher als die Vegetarier bei anderen für ihre Lebensweise. Sie diskutieren zum Beispiel am Mittagstisch mit Eltern und Geschwistern über Tierrechte. Oder belehren die Kommilitonen in der Mensa und die Kollegen beim Italiener darüber, dass dem Körper wirklich nichts fehle, wenn er nichts vom Tier bekommt. Auch dürften sich heute mehr Veganer als Vegetarier in das reiche Schrifttum rund um ihre Kostform vertiefen, um sich mit Argumenten zu rüsten.

Was den Vegetariern einst verschiedene Zeitschriften und Büchlein waren, ist für viele Veganer heute das Internet. Argumente für den Veganismus und Antworten auf kritische Fragen bieten etwa die »Vegane Gesellschaft« und die Tierschutzorganisation »Peta«, aber natürlich auch etliche Diskussionsforen und abschreckende Filme mit Bildern aus der Fleisch-, Milch- und Fischindustrie. Auch auf dem Buchmarkt boomt das Thema – allerdings sind hier außer Erfahrungsberichten vor allem vegane Kochbücher gefragt.

Frühe Flexi-Veganer, Rohköstler und Sinnsucher

Als Reinhold Riedel Veganer wurde, ernährten sich wahrscheinlich nur ein paar hundert Deutsche über mehrere Jahre oder gar mehrere Jahrzehnte völlig ohne Tierprodukte. Wie heute dürfte es aber auch jenen Typus gegeben haben, der heute »Flexitarier« oder »Flexi-Veganer« genannt wird: Damit sind all jene gemeint, die nur für kurze Phasen auf Fleisch oder alle Tierprodukte verzichten und daher oft nicht in die Statistik eingehen. Die ist allerdings ohnehin ungenau, denn es gibt natürlich keine klare Grenze zwischen kurzzeitig und dauerhaft, und nicht jeder Befragte antwortet gleich präzise und wahrheitsgetreu.

Auch im 19. Jahrhundert waren nicht alle Vegetarier und Veganer zutiefst durchdrungen von der Richtigkeit ihrer Lebensweise oder hatten wenigstens eine klare Abneigung gegen bestimmte Lebensmittel. Manchen, vor allem Jüngeren, diente der Vegetarismus oder der Veganismus auch damals schon dazu, ein bestimmtes Selbstbild zu pflegen oder sich ein schickes Image zu geben. Sich fleischlos oder ganz ohne tierische Lebensmittel zu ernähren war schon um 1900 in bestimmten Kreisen ein Mittel, sich von anderen abzugrenzen. Manche Veganer erhoben sich auch genüsslich über all jene, die es »nur« zum Vegetarier geschafft hatten. Aber etliche, Vegetarier wie Veganer, gaben die Lebensweise eben auch wieder auf, wenn ihr Leben einen anderen Sinn bekam.

Reinhold Riedel aber war ein echter Vegetarier, und Ende des 19. Jahrhunderts wurde er sogar zum echten Veganer. Als er seinen neuen Job bekam, war es mit dem bequemen vegetarischen Trott in Leipzig und Berlin vorbei. Leider verrät uns der Vegetarier im

Artikel, den er 1903 für die Zeitschrift »Vegetarische Warte« schrieb, nicht, welchen Beruf er hatte. Die Arbeit ist in Riedels persönlichem Rückblick auf die vergangenen Jahre eindeutig Nebensache. Die Hauptsache in dem Text ist das Essen, aber die »Vegetarische Warte« mit ihren immerhin 2200 Exemplaren Auflage war eben auch nicht das Magazin seines Berufsverbandes, sondern die Zeitschrift des »Deutschen Vegetarier-Bundes«. Riedel, den es zu diesem Zeitpunkt nach Danzig verschlagen hatte, kandidierte 1903 für die Wahl der sechs Bundesvertreter des Verbandes. Vielleicht hatte ihn das zusätzlich motiviert, für die »Vegetarische Warte« zu schreiben; der Artikel war sogar Teil einer ganzen Serie. Falls er sich mit seinen Ausführungen zur veganen Rohkost, zu Frauenrechten und Sozialismus einen Posten im Verband hatte sichern wollen, ging die Rechnung leider nicht auf: Er war einer der vier von zehn Kandidaten, die nicht genug Stimmen bekamen.

Es ist naheliegend, sich Riedel als Handelsvertreter vorzustellen. Viele Vegetarier waren Kaufleute oder gut ausgebildete Handwerker. Sie hatten oft nicht studiert, aber eine solide Ausbildung gemacht. Es waren aber auch Lehrer und Ärzte darunter. Oft waren die organisierten Vegetarier jüngere Männer, die in mehrfacher Hinsicht noch auf der Suche waren; viele von ihnen hatten nicht oder noch nicht geheiratet. Sie gehörten zum gehobenen Kleinbürgertum, waren öfter evangelisch als katholisch, aber nicht unbedingt besonders kirchennah.

Manchmal deuteten sie die christliche Lehre auch einfach in ihrem Sinne um, schließlich versprach auch das vegetarische Zeitalter Erlösung von allem Übel und sogar einen Himmel (wenn auch im Diesseits). Ein Arzt und Vegetarier namens Wilhelm Winsch ging im Januar 1905 sogar so weit, das christliche Abendmahl auf einer kirchlich-theologischen Konferenz in Berlin als »Sakrament der Enthaltsamkeit« zu interpretieren. Allerdings konnten laut dem Bericht der »Vegetarischen Warte« die Theologen, Pastoren und auch die Laien unter den Zuhörern »keine rechte Stellung zu den Auffassungen des Redners gewinnen«. Für manche war schlichtweg der Vegetarismus die Religion. August Aderholdt zum Beispiel, ein Chemiker aus dem Harz, der seit 1874 fleischlos lebte, dichtete nach zehn Jahren Erfahrung als Vegetarier 1884 ein paar Zeilen, die in ihren Anleihen aus der Bibel im Vegetarismus einen neuen Messias vermuten lassen:

> Es nahet der herrliche Genius,
> Die grüne Palme in Händen,
> Aufsprießen Blumen vor seinem Fuß,
> Er kommt, den Frieden zu spenden,
> Eintracht und Frieden für jegliche Welt,
> Die da lebet unter dem Himmelszelt,
> Das ist der Vegetarismus.

Bildungsbürger waren diese frühen Vegetarier und Veganer selten, oft hatten sie sich aber einiges Wissen angelesen. Besonders die Lehren Charles Darwins faszinierten sie. In der Abstammungslehre und der Evolutionstheorie glaubten sie Beweise dafür zu erkennen, dass der Mensch von Natur aus ein Fruchtesser sei – wie sein nächster Verwandter, der Affe. Aber auch über ferne Länder und alte Zeiten wussten etliche dieser frühen Vegetarier gut Bescheid, vor allem, was die Ernährungsweise der Menschen in diesen Ländern und zu jenen Zeiten betraf. Die Bewohner der Ladronen-Inseln im Westpazifik etwa, heute bekannt als Marianen-Inseln, lebten bis 1620 ohne Feuer und völlig vegan – nur von Früchten, Nüssen und Gemüse. So berichtete es jedenfalls die »Vegetarische Warte« im Jahr 1907, wobei sie sich auf die englische Zeitschrift »The Clinic« berief. Kein Wunder, dass die Ladronen-Insulaner »von hervorragend schönem Körperbau und großer Kraft« waren und mit Leichtigkeit Lasten von fünf Zentnern schleppen konnten. »Krankheiten waren bei ihnen unbekannt, und alle erreichten ein hohes Alter von hundert Jahren und darüber ohne Altersgebrechen.« So hieß es zumindest.

Reinhold Riedel wurde als Erstes in eine rheinische Kleinstadt versetzt. Auf dem Land war es für einen Berufsreisenden in seinen Worten allerdings unmöglich, »eine fleischlose Ernährungsweise hochzuhalten, wenn er nicht mit ewigen Mehl- und Eierspeisen, schlecht gekochten Gemüsen und sonstigen zweifelhaften Genüssen und Unannehmlichkeiten vorlieb nehmen will«. In Riedels Fall führte das für ein paar Wochen sogar dazu, dass er zur »gemischten Kost« zurückkehrte. Dann aber entschied sich der Mann für das Gegenteil: Er schränkte seinen Speiseplan weiter ein – und erweiterte ihn zugleich, weil er jetzt Dinge aß, die er als normaler Vegetarier kaum gegessen hatte, vor allem frische und getrocknete Obstsorten: Riedel wurde zunächst Rohköstler und etwas später Veganer.

Von den beiden Ernährungsweisen hatte um die Jahrhundertwende nur die Rohkost einen Namen. Es war zwar noch nicht so weit gekommen wie 1930, als die Kochbuch-Autorin Sofie Abel der Rohkost, die zu den »am meisten besprochenen Fragen im hauswirtschaftlichen Leben« gehöre, »schon beinahe eine Weltbedeutung« attestierte. Aber die Kostform, die auf jegliches Kochen, Braten, Backen verzichtete, hatte auch schon um 1900 einige Anhänger, sogar unter Ärzten. Damit war allerdings nicht etwa eine reine Pflanzennahrung gemeint: Viele frühe Rohköstler verzehrten auch ungekochte Milch. Auf einen deftigen Geschmack mussten sie ebenfalls nicht verzichten. Gerta Wendelmuth, Autorin eines anderen, 1928 erschienenen Bändchens mit dem Titel »Ernährungsformen – Rezepte und Erfahrungen«, gab den Tipp: »Auch Rohkostspeisen lassen sich durch ein paar Tropfen Maggi aromatisch gestalten.«

Der jüngere Begriff Veganismus, der sich auf gekochte und ungekochte, aber eben nur pflanzliche Speisen bezieht, wurde 1944 von einem Engländer namens Donald Watson erfunden – davon berichtet ein eigenes Kapitel in diesem Buch. Nur allmählich breitete sich das Wort in der zweiten Hälfte des 20. Jahrhunderts in Europa, Amerika, Asien und der übrigen Welt aus. In Deutschland war bis ins späte 20. Jahrhundert außer dem Adjektiv »vegan« auch »veganisch« gebräuchlich, allerdings eher bei Uneingeweihten als bei den Veganern selbst, die ihre Lebensweise auch schon in den 1950er Jahren »vegan« nannten. Als Hauptwort benutzten sie bis in die 1960er Jahre noch »ein Vegan«, erst danach bürgerte sich das heute übliche Wort »Veganer« ein. Vielen Deutschen war dieser neue Begriff aber lange auch überhaupt nicht geläufig. Noch vor zehn Jahren erläuterten Zeitungsartikel routinemäßig, was »vegan« bedeutet, während das inzwischen in den meisten Texten vorausgesetzt wird.

Schon antike Philosophen schrieben über eine Ernährung ohne Tierprodukte, und es ist schwer zu sagen, ob sie nur darüber nachdachten oder auch tatsächlich vegan lebten. Den modernen, strengen Vegetarismus gibt es seit dem 19. Jahrhundert: eben den Verzicht auf jegliche Tierprodukte und Dinge, die in den Augen von Veganern nur existieren können, wenn Tiere leiden oder vom Menschen benutzt werden. Deshalb gingen und gehen manche von ihnen nicht in den Zirkus, in den Zoo oder ins Aquarium. Sie lehnen das Angeln ab und würden niemals eine Stechmücke totschlagen. Sie verzichteten und verzichten auf Leder, Daunenjacken und Daunenbetten, Wollpullover und Wolldecken. Und sie lehnen Kosmetika und Medikamente ab, für deren Entwicklung Tierversuche gemacht wurden. Außerdem meiden sie Schuhe, Möbel und andere Gegenstände, in denen Klebstoff oder anderes Material verarbeitet ist, das Tierprodukte enthält. Wenn sie sich für den Veganismus entscheiden, gibt es zwei Wege. Die einen misten sofort und radikal ihren Haushalt aus und verbannen alles, was nicht vegan ist. Die anderen benutzen die Dinge weiter, weil sie es nicht nachhaltig finden, sie wegzuwerfen. Und weil das Leid der Tiere auch nicht ungeschehen gemacht werde, wenn die Gegenstände in der Mülltonne landeten.

Wer ganz streng vegan lebt, hält keine Haustiere. Die amerikanische Autorin Kath Clements sah sie in einem zuerst 1985 erschienenen Buch als Gefangene, die schon in der Zoohandlung eingepfercht würden und kein erfülltes Leben führten. Wer nur mittelstreng vegan lebt, gibt den Katzen veganes Katzenfutter aus dem Online-Versand, verbietet ihnen aber nicht, sich selbst noch Mäuse und Vögel dazu zu fangen. Etwas laxere Veganer strecken Fleisch-Katzenfutter mit veganem Katzenfutter, das Katzen aber gerne aussparen und drumherum fressen.

Manche lehnen sogar das Reiten ab. Unter diesen extrem strengen Veganern gibt es auch solche, die der Ansicht sind, dass fast alle anderen Veganer in Wirklichkeit gar nicht vegan seien. Allenfalls »restriktive (Pseudo-)Vegetarier« seien das, hieß es etwa in einer Pressemitteilung der Tierrechtsinitiative »Maqi – für Tierrechte, gegen Speziesismus« aus dem Jahr 2015. Sie selbst nennen sich auch Antispeziesisten. Das bedeutet, dass sie gegen eine »Diskriminierung aufgrund der Zugehörigkeit zu einer Spezies (analog zu Antirassismus und Antisexismus)« kämpfen. Also dagegen, dass Menschen angeblich Tiere ausbeuten, weil sie Tiere sind und nicht Menschen.

Gustav Struve und die radikalen Engländer

Als Revolutionär war Gustav Struve 1848 so radikal wie kaum ein Anderer. Er wollte die Demokratie, er wollte keinen König mehr, und er dachte, dass seine Heimat Baden nur mit Gewalt eine Republik werden würde. Dafür ging er mehrere Jahre ins Gefängnis. Was aber Struves Lebensweise anging, so waren er und seine Frau Amalie zwar radikaler als die meisten Deutschen, aber weniger radikal als manche anderen Vegetarier. Allein von Pflanzen lebten sie nicht, obwohl Gustav Struve sogar ein Buch mit dem Titel »Pflanzenkost« schrieb.

Bekannte oder Fremde, mit denen der Revolutionär sich darüber unterhielt, warfen ihm immer wieder vor, diese Ernährungsweise sei doch nicht konsequent. Wenn er Fleisch meide, dürfe er auch keine Eier essen, »weil diese den Keim des Lebens in sich schließen«, keinen Zucker, »weil dieser mit Ochsenblut und Knochenmehl gereinigt werde«, und er dürfe auch keine Seide tragen, »weil diese nicht gewonnen werden könne, ohne den Seidenwürmern Schaden zu bereiten«.

Die Argumente der Leute, die Struve damit eigentlich wieder von seiner Lebensweise abbringen wollten, indem sie diese lächerlich machten, erscheinen heute ziemlich zeitgemäß. Moderne Veganer lehnen tatsächlich nicht nur Wolle und Daunen, sondern auch Seide ab. Das Zucker-Problem hat sich aufgrund der Fortschritte in der Raffinerie-Produktion erledigt – die Hersteller kommen inzwischen ohne Ochsenblut aus. Doch manche Vegetarier, die zwar nicht auf Milch, aber auf Produkte vom toten Tier verzichten, lehnen Käse ab, weil Lab aus der Magenschleimhaut von Kälbern benutzt wird, um ihn zu fermentieren. Und auch Gummibärchen und Pudding essen sie nur, wenn sie ohne Gelatine sind, weil die aus dem Bindegewebe von Rindern und Schweinen hergestellt wird.

Bei Struve blieben die Einwände aus seinem Umfeld nicht ohne Folgen. Der Mann, der schon seinen Adelstitel abgelegt hatte, wurde nun auch in Sachen Ernährung extremer. »Länger als ein Jahrzehnt aß ich keine Eier mehr, eine Zeitlang genoss ich auch keinen Zucker, und es hätte nicht viel gefehlt, so hätte ich mich auch von dem Gebrauche der Seide losgesagt.« Als er 1869 in seinem Buch »Pflanzenkost – Die Grundlage einer neuen Weltanschauung« davon berichtete, war der frühere Revolutionär und Witwer schon deutlich über sechzig Jahre alt und stolz darauf, vor kurzem zum zweiten Mal geheiratet zu haben – dass er sich fit genug dafür fühlte, führte er auf seine vegetarische Ernährung zurück. Allerdings starb Struve dann schon 1870. Dass er ein Jahr vorher offenbar nichts von seinem nahen Tod ahnte, spricht immerhin dafür, dass er sich die meiste Zeit seines Lebens gesund fühlte, auch wenn er nicht unfassbar alt wurde.

Die Art, wie Struve seine Vitalität schildert, ist typisch für das vegane und vegetarische Schrifttum, das ohnehin reich an Erfahrungsberichten ist. In denen steht dann regelmäßig, wie viel gesünder und lebendiger der Autor sich fühle, seit er die Ernährung umgestellt habe: so ganz ohne Gift, ohne Harnsäure, ohne Schlacken, stattdessen voller Lebensfreude und Energie – und so wach! Auch von sportlichen Erfolgen wird oft berichtet. Schon um die Jahrhundertwende schilderten Vegetarier-Zeitschriften die Leistungen von Gesinnungsgenossen bei Gepäckmärschen der Armee. Oft gab es auch Berichte darüber, wie gut Rohköstler Bergtouren meisterten und bei anderen Sportarten abschnitten. Und immer wieder ging es um ärztliche Reihenuntersuchungen von Kindern. Bei denen wurden die vegan oder vegetarisch aufwachsenden Mädchen und Jungen nämlich angeblich viel besser bewertet als ihre Kameraden, die Fleisch aßen. Für die damaligen Vegetarier war klar, dass »unverdorbene« Kinder sich vor Fleisch ekelten, während sie begeistert zu Äpfeln griffen, was wiederum vor Augen führe, dass der Mensch seiner Abstammung nach ein Fruchtesser sei. Nicht zuletzt sein Gebiss und Verdauungsapparat bewiesen das, ähnelten sie doch denen seines nächsten Verwandten im Tierreich, des Affen. Immer wieder nutzten sie die Abstammungstheorie Darwins als Argument, auch um klarzumachen, dass alle Tiere »Brüder« des Menschen seien. Und Fleisch von Brüdern äßen nur Kannibalen. Fleischessende Kinder wurden in dieser Sichtweise in eine widernatürliche Gewohnheit gezwungen, und als Erwachsene merkten die meisten dann gar nicht mehr, wie sehr sie ihrer Natur zuwiderhandelten.

Gustav Struve hatte auch Kontakte nach England, wo die meisten frühen Veganer lebten. Allerdings dürfte auch ihre Zahl im 19. Jahrhundert eher ein paar hundert als ein paar tausend betragen haben. Struve störten bei den englischen Gesinnungsgenossen »die pietistische Färbung und mancherlei Übertreibungen«. In seinem Pflanzenkost-Buch berichtet er von einem Herrn Dornbusch von der »Vegetarianischen Gesellschaft« in London – auch in Deutschland hieß der Vegetarismus bis in die 1880er Jahre meist noch »Vegetarianismus«, nach dem englischen Wort »Vegetarianism«.

Struve traf Dornbusch 1849 in London. Ob der Herr wirklich diesen deutschen Namen trug oder ob Struve da einen englischen Namen für seine Leser übersetzte, muss offen bleiben. Jedenfalls aß der ganze Londoner Verein laut dem badischen Vegetarier weder Butter noch Milch noch Käse, weder Salz noch Zucker. Wahrscheinlich aber übertreibt Struve hier vor lauter Staunen über die verschrobenen Engländer ein wenig. Dornbusch hatte laut Struve auch Skrupel, sich von Pferden ziehen zu lassen. Deshalb fahre er nicht mit dem Omnibus. Da war für Struve die Grenze der Lebensqualität überschritten: Aus Tierschutzgründen alle Wege zu Fuß zurücklegen zu müssen, das wäre ihm dann doch zu weit gegangen.

Die Disziplin des Weglassens

Auch Reinhold Riedel traf eine Entscheidung, die seinen Alltag veränderte, andere würden sagen: stark einschränkte. Denn er verzichtete kurz nach seinem Jobwechsel aufs Land dankend auf die matschige vegetarische Wirtshauskost und aß fortan nur noch Ungekochtes. Das bedeutete natürlich, dass er von nun an nicht mehr essen gehen konnte. Unmittelbar nach dem Umzug und der anschließenden achtwöchigen Fleisch-Episode blieb Riedel zunächst noch eine Weile das, was heute ein Ovo-Lakto-Vegetarier genannt würde, allerdings in der Rohkost-Variante: Er aß ungekochte pflanzliche Produkte und Produkte vom lebenden Tier, also Milcherzeugnisse und Honig, und wahrscheinlich rührte er sich auch das eine oder andere rohe Ei unter seine Getreideflocken.

Schon diese Umstellung tat Riedel wohl, jedenfalls fühlte er sich »so frisch und munter«, und seine Verdauung war so gut, dass er noch weiter ging: »Hatte ich anfangs noch sämtliche tierische Produkte meinem Speisezettel eingereiht, so machte ich mir bald einen Sport daraus, von der Rohkost zur annähernd reinen Fruchtnahrung – unter Zuhilfenahme von Brot oder Getreideprodukten, aber mit Ausschluss der ›Vegetabilien‹ von Rind, Huhn oder Biene – überzugehen und möchte diese Diät nicht wieder aufgeben oder ändern.«

Die Formulierung »einen Sport daraus machen« verrät einen Ehrgeiz, der auch vielen heutigen Veganern nicht fremd sein dürfte. Zur veganen Sportlichkeit gehört zum einen die Disziplin des Verzichts: Ich schaffe etwas, was andere nicht schaffen. Zum anderen aber auch die Kreativität, Ersatzlösungen zu finden. Bevor es veganen Käse gab, streuten Veganer Hefeflocken oder Sesam statt Parmesan über ihre Spaghetti. Kaffee tranken und trinken sie mit Hafer-, Mandel- oder Sojamilch, Plätzchen wurden und werden mit Kokosfett gebacken. Schon im November 1914 berichtete die »Vegetarische Warte« davon, dass man bei Kuhmilch-Intoleranz auch Mandel- und Paranussmilch als Ersatz nehmen könne, und beschrieb unter Berufung auf das »Archiv für Verdauungskrankheiten«, wie man sie am besten herstellte.

Wenn Riedel aber weder warmes Essen noch Milchprodukte noch Eier noch Honig zu sich nahm – was genau aß der Rohköstler und strenge Vegetarier dann auf seinen Geschäftsreisen? Er berichtet davon sehr ausführlich. Als erstes nennt er das Obst: heimische Früchte und Südfrüchte, frische und getrocknete. Sodann die Nüsse, wobei ihm Paranüsse und Mandeln, die damals »Mandelnüsse« hießen, am liebsten waren. Walnüssen attestierte er einen ätzenden Nachgeschmack, bei Haselnüssen störte ihn die viele »Knackerei« und dass der Kern immer noch von seinem »Ballast« befreit, also abgezupft werden musste. Weil sich Haselnüsse ohne Schale schlechter halten als Paranüsse oder Mandeln, wollte Riedel sie auch nicht als reine Kerne kaufen wie die anderen beiden Sorten.

Spätestens jetzt wird deutlich: Der Mann dachte viel über Essen nach. Er wählte sorgfältig aus und ließ fast noch sorgfältiger weg. Bei der Nahrungsaufnahme war er, was je nach Gegend »pienzig«, »hakelig« oder »pingelig« genannt wird – und was die Eltern kleiner Kinder in den Wahnsinn treiben kann. Riedel aber war erwachsen, er aß jetzt offenbar immer allein, und er vermisste nichts. Er war sicher, das Richtige für sich gefunden zu haben. Weil er sich so gesund fühlte, wollte er auch andere an seinen Erkenntnissen teilhaben lassen. Daher auch der Artikel in der »Vegetarischen Warte«.

Die Veröffentlichung hatte allerdings noch einen anderen Anlass: Riedel wollte, indem er Erfahrungen niederschrieb, all den Vegetarierkollegen entgegentreten, die den Vegetarismus vor allem philosophisch, ethisch, ästhetisch, theosophisch oder gar religiös erörterten – und eben nicht lebensnah. Auch diese Leute kamen in der »Vegetarischen Warte« regelmäßig zu Wort: Die Vereinszeitschrift des »Deutschen Vegetarier-Bundes« war zu dieser Zeit offen für verschiedene Ansätze. Riedel fand die Art, wie manche seiner Mitstreiter den Vegetarismus interpretierten, zu abgehoben. Das zielte ihm zu sehr auf das ferne vegetarische Zeitalter, das manche Vegetarier erst auf das utopische Jahr 2000 ansetzten, und zu wenig auf den Alltag. Riedel waren die überhöhenden Besinnungsaufsätze zu weit weg vom Kern der Sache. Und der lautete seiner Ansicht nach: Wie lässt sich eine pflanzliche Ernährung praktisch bewerkstelligen?

In diesem Zusammenhang erwähnt Riedel besonders genervt die »sophistischen ›vegetus‹-Definitionen«. Immer wieder legten nämlich Vegetarier, die den Vegetarismus als mehr begreifen wollten denn als eine »reine Magenfrage«, Wert darauf, dass das Wort vom lateinischen »vegetus« stamme und eben nicht von den Vegetabilien, die die Vegetarier verzehren – sonst hätte es ja »Vegetabilismus« heißen müssen. Diese Leute machten immer wieder deutlich, dass das Vegetarier-Sein mehr bedeute, »weit mehr«, als bloß Fleischspeisen zu meiden.

»Vegetus« bedeutet »gesund« oder »munter«. Wer den Vegetarismus mit dieser Vokabel definierte, konnte sich im Extremfall sogar Vegetarier vorstellen, die Fleisch aßen. Wenn jemand die richtige Einstellung hatte und es hinbekam, mit vollwertiger Kost, die gelegentlich ein Stück Fleisch enthielt, gesund zu leben – bitte sehr. Wieder andere Vegetarier verdammten das Fleisch, die Schlachthöfe, die Wurstfabriken, auch die Jagd und die Vivisektion, also Versuche am lebenden Tier zu Zwecken von Medizin und Forschung, so vehement, dass sie gar nicht mehr davon sprachen, was vegetarisch leben eigentlich »positiv gewendet« bedeutete.

Riedel lehnte beide Lesarten ab. Er bekannte sich klar dazu, dass es ihm vor allem darum ging, gesunde pflanzliche Produkte zu sich zu nehmen. Er war der Ansicht, dass »die Aufklärung, wenn sie erfolgreich sein soll, immer mehr oder weniger beim ›materialistischen Magenstandpunkt‹ einsetzen muss«.

Raubtierfutter Fleisch

Unabhängig von ihrer Ausrichtung ging es darum eigentlich den meisten damaligen Vegetariern: Sie wollten möglichst viele andere von ihrer Lebensweise überzeugen. Denn die Gesellschaft würde sich ja nur verändern, wenn immer mehr Menschen sich dem Vegetarismus anschlössen. Das Gemeinwesen würde, so glaubten sie, auch viel friedlicher, ethischer und gerechter, je mehr Pflanzenköstler darin lebten. Die Grausamkeit im Hier und Jetzt führten sie direkt darauf zurück, dass die meisten Menschen Fleisch aßen. Fleisch aber war aus ihrer Sicht »Raubtiernahrung«. Und wer die zu sich nahm, bekam über kurz oder lang einen »Raubtiercharakter«.

Der publizistisch besonders aktive Vegetarier E. Heinrich Bauernfeind erläuterte das in seiner Streitschrift »Der Natürlichkeit letzter Schluss!«, die 1906 schon in dritter Auflage erschien: »Raubtierfutter« und auch Alkohol machten »geschlechtlich leicht geil und übertrieben sinnlich«, selbstsüchtig und neidisch. »Der Mensch ist, was er isst« – die materialistische Erkenntnis des Philosophen Ludwig Feuerbach leuchtete vielen Vegetariern unmittelbar ein. Das menschliche Gemüt wurde ihrer Ansicht nach direkt von der Nahrung beeinflusst. Außerdem waren sie überzeugt, dass sich die Angst der Tiere vor dem Schlachtbeil schlecht auf die Qualität des Fleisches auswirke und damit auf den, der es aß.

Ein anderer Vegetarier schrieb Anfang der 1930er Jahre, wer viel Schweinefleisch esse, rieche »bald ebenso unangenehm« wie die Schweine. Er warnte seine Leser: »Ihr Blut, Ihr Fleisch, Ihre Haut wird ebenfalls dem ähnlich, was Sie vorwiegend essen!« Weil Masttiere außerdem aus Gewinngier einseitig ernährt würden, litten sie an Säureüberschuss, den der Mensch »samt all den übrigen im Tierfleisch angesammelten Schlackstoffen« übernehme. Der Autor »Dr. A. Tromsdorff« riet in seinem Werk »Der Tageslauf des Lebensreformers« dazu, wenigstens allmählich die Ernährung auf Pflanzen umzustellen und Kindern auf keinen Fall Fleisch zu geben. »Bedenken Sie, dass durch das Fleisch Ihr ganzer Körper eine gewisse Belastung erfährt, während die reine Pflanzennahrung eine Energiequelle ersten Ranges ist!«

Eine reine Speise sorgte auch in den Worten des Chemikers Aderholdt, der nicht nur vegetarische Lyrik, sondern auch vegetarische Prosa verfasste, für »reines Blut und eine reine Seele, ein fühlendes Herz und einen klaren Geist«. So schrieb es Aderholdt 1884 in seinem Buch »Die naturgemäße Lebensweise (Vegetarianismus)«, das aus vier Vorträgen bestand, die er in Frankfurt am Main gehalten hatte. In einem davon beschrieb er auch die reinste Form des Vegetarismus: »Man bedarf des Fleischgenusses nicht, man kann sogar alle aus dem Tierreich stammenden Nahrungsmittel: wie Eier, Milch und Honig ausschließen und von Vegetabilien allein leben und gesund sein.«

Außerdem würde, auch das erörterten die frühen Vegetarier oft, die Volkswirtschaft profitieren, wenn nicht tonnenweise Pflanzen erst als Tierfutter angebaut, sondern direkt vom Menschen verzehrt würden. »80 Prozent des in die Tiere Gefütterten wandert auf den Misthaufen«, behauptete die »Vegetarische Warte« im Juli 1931. Dieses Argument leuchtet Veganern auch heute noch ein, entsprechende Rechnungen sind nach wie vor oft zu hören und zu lesen. Horrorberichte aus den Schlachthöfen und später aus Betrieben mit Massentierhaltung waren und sind in den Schriften der Aktivisten ebenso gang und gäbe. Außerdem nutzen besonders engagierte Veganer inzwischen vor allem das Medium Film. Abschreckende Clips, die sich schnell über soziale Netzwerke verschicken lassen, sollen die Grausamkeit besonders unmittelbar dokumentieren.

Früher berichteten Vegetarier-Zeitschriften vom Stöhnen und Schreien der Rinder. Heute geht es auch um überzüchtete Hühner und Puten, deren einziger Zweck es ist, möglichst viele Eier und möglichst viele Kilo Fleisch zu produzieren. In freier Natur würden diese Tiere nicht überleben. In ihrem kurzen, nur für die Lebensmittelproduktion entstandenen Leben aber bekommen sie ohnehin nie die freie Natur zu sehen – noch nicht einmal Tageslicht.

Daneben gab und gibt es aber auch jene Vegetarier und Veganer, die vor allem Wert auf die Vielfältigkeit ihrer Kost legen. Sie setzen mehr auf das Genuss-Argument als auf Abscheu oder das Lob eines selbstkasteienden Verzichts; Reinhold Riedel war damit nicht allein. In der »Vegetarischen Warte« veröffentlichte 1907 ein anderer, besonders überzeugter Pflanzenköstler einen fiktiven Dialog zwischen sich selbst, also einem Verfechter des im veganen Sinne verstandenen strengen Vegetarismus, und einem tatsächlich existierenden Wissenschaftler, der sich in einer anderen Publikation gegen den Vegetarismus ausgesprochen hatte. Diesem Mann legte der Autor nun alle erdenklichen Argumente gegen das strenge Vegetariertum in den Mund, nur um sie anschließend triumphal zu entkräften.

»Kommen Sie einmal zu mir«, sagt da also der Vegetarier, »und essen Sie mit mir meine ›eintönige Pflanzenkost‹. Ich verpflichte mich, Ihnen mindestens vier Wochen lang täglich ein anders zusammengesetztes, angenehm schmeckendes, gut sättigendes und nahrhaftes Mittagessen von drei Gängen ohne Reizmittel vorzusetzen, damit Sie endlich dieses öde Gerede von der Eintönigkeit unterlassen.« – »Freilich«, entgegnet der Wissenschaftler, »mit Eiern, Milch und Butter lassen sich die angenehmsten und nahrhaftesten Speisenfolgen, ähnlich wie mit Fleisch zusammenstellen, das wird von der Wissenschaft nicht bestritten.« Darauf wieder der strenge Vegetarier: »Nein, auch ganz ohne jene tierischen Stoffe ist das möglich. Bitte, versuchen Sie es nur einmal bei mir.« Aber der menschliche Körper könne tierisches Eiweiß doch viel besser ausnutzen als pflanzliches? Der Veganer entgegnet: »Mag sein, aber was schadet es, dass die Pflanzen sich nicht so vollkommen ausnutzen lassen, wie z. B. Fleisch, Ei und Milch? Geben Sie doch dem Darm den ihm physiologisch nötigen Ballast.«

Kleiner Hype um die Sojabohne

Die Sache mit dem Eiweiß war ein brennendes Thema. Eine der wichtigsten Fragen für die frühen Veganer – in etwa das, was heute die Diskussion über das für Blut und Nerven wichtige Vitamin B12 ist, das außer in fermentierten Pflanzenstoffen wie Sauerkraut und Hefe nur in Algen enthalten ist, weshalb viele Veganer es in Tablettenform zu sich nehmen. Seit der Jahrhundertwende, aber auch noch weit bis ins 20. Jahrhundert hinein, hielt sich die Auffassung, tierisches Eiweiß sei für den menschlichen Körper leichter auszunutzen und höherwertig als pflanzliches – und diesem daher überlegen. Außerdem stritten Ernährungswissenschaftler darüber, wie viel Eiweiß der Mensch überhaupt brauche. Von der zugrunde gelegten Menge hing entscheidend ab, ob ein Forscher davon ausging, dass Veganer genug Eiweiß bekamen.

Die Lebensreformer Werner Altpeter und Hans Gregor setzten sich in ihrem 1930 erschienenen Bändchen »Die neue Ernährungslehre« damit auseinander. Sie gingen davon aus, dass der notwendige Eiweiß-Anteil geringer sei, als Ernährungswissenschaftler das lange gedacht hatten: nur 25 bis fünfzig Gramm statt der in vielen Lehrbüchern und von Ärzten angeblich noch immer geforderten mehr als hundert Gramm. Heute geht man bei Erwachsenen von 0,8 Gramm pro Kilogramm Körpergewicht aus – für einen Großteil der Bevölkerung dürfte also der Eiweißbedarf, der heute als richtig erachtet wird, genau zwischen fünfzig und hundert Gramm liegen. Altpeter und Gregor, die beide zum Umfeld der Reformhäuser gehörten, hielten zwar Milch für den besten Eiweißspender, stellten aber Kartoffeln, Spinat, Walnuss und Soja auf dieselbe Stufe wie Eier. Und Hülsenfrüchte auf dieselbe wie Fleisch.

In einem Artikel zur Eiweißfrage in der Kundenzeitschrift der Reformhäuser argumentierten die beiden Autoren auch wirtschaftlich: Tierisches Eiweiß sei teurer als pflanzliches, was nur logisch sei, weil das Tier ja zunächst Pflanzeneiweiß fressen müsse, um – allerdings weit weniger als das gefressene – Eiweiß liefern zu können. Hundert Gramm Eiweiß aus Hühnereiern kosteten 1,70 Reichsmark, hundert Gramm Rindfleisch 1,25 Reichsmark, hundert Gramm Milch 1,17 Reichmark, während hundert Gramm Eiweiß aus Sojakraftmehl des Unternehmens Hensel (hier wirbt die Tabelle nebenbei für ein Reformhaus-Produkt) nur 42 Pfennige kosteten. »Aus dieser Aufstellung (...) geht klar und deutlich hervor, an welche Eiweißspender man sich vom wirtschaftlichen Gesichtspunkt aus zu halten hat.«

Um die Sojabohne gab es in den frühen 1930er Jahren in Vegetarier-Kreisen einen kleinen Hype. Das hat auch mit den Reformhäusern zu tun, die es seit der Jahrhundertwende gibt. 1925 schlossen sie sich zu einer Vereinigung zusammen, die sich 1927 in eine Genossenschaft umwandelte und seit 1930 »Neuform« nannte. Die Läden warben damit, dass die Sojabohne das tierische Eiweiß im Vergleich zu den meisten anderen pflanzlichen Eiweißen voll ersetzen könne, zudem gut verdaulich und reich an Vitaminen und Mineralien sei. Die Reformhäuser nahmen 1930 Sojaprodukte ins Programm auf, allen voran das sogenannte Pflanzenfleisch: »Aufs Brot gestrichen bildet es einen vorzüglich schmeckenden leberwurstähnlichen Brotbelag und in der Küche dient es zur Herstellung von Frikadellen, falschem Hasen, Königsberger Klops, gefülltem Weißkraut, Pasteten und anderen schmackhaften Gerichten.« Wer das las, dem musste doch klar werden: Wer diesen Fleischersatz zur Verfügung hatte, dem mangelte es an gar nichts, erst recht nicht an Genuss.

Die »Vegetarische Warte« sah das im April 1931 trotzdem anders. Sie war in der Weimarer Zeit deutlich strenger geworden als um die Jahrhundertwende, als noch Vertreter verschiedener Richtungen des Vegetarismus zu Wort gekommen waren. Inzwischen hatte sie sich auf einen ethischen Vegetarismus zurückgezogen und sich dem radikalen Tierschutz verschrieben. Jetzt schrieb sie: »Auf den Speisekarten vegetarischer Speisehäuser finden sich oft Bezeichnungen wie ›Jägersuppe‹, ›vegetarisches Kotelette‹, ›Palatschinken aus Spinat mit Tomatentunke‹, ›Krautroulade‹, ›vegetarischer Königsberger Klops‹, ja sogar ›vegetarische Würstchen‹! Sind sich die Inhaber solcher Speisehäuser dessen nicht bewusst, wie unwürdig das eigentlich ist?« Und was für die Speisehäuser gelte, das gelte ebenso für die Fabriken. »Wozu muss ein Soja-Erzeugnis noch immer Pflanzenwurst oder Pflanzenfleisch genannt werden? Lässt sich kein würdigerer Name dafür finden?«

Einen Namen für das Sojaerzeugnis – Tofu – gibt es längst, er ist japanisch und kommt ursprünglich aus dem Chinesischen. Ein entwässerter Sojabohnenquark wurde nämlich zuerst im Alten China hergestellt. Der Streit über Fleisch-Ersatzprodukte aber herrscht heute noch genauso wie vor achtzig Jahren, als die Reformhäuser auch in Deutschland das Pflanzenfleisch verkauften. Denn bis heute gibt es zwei Arten von Veganern: die, für die das vegane Leben erstrebenswerten Verzicht bedeutet, und jene, die eine Abneigung gegen Tierprodukte haben und nur reine Pflanzenspeisen als Genuss empfinden.

Das Zwischenreich von Milch und Eiern

Reinhold Riedel fand, dass die Vegetarier vor allem mit dem werben sollten, was ihren pflanzlichen Speiseplan aus seiner Sicht überzeugend und unverwechselbar machte, nämlich den gesundheitlichen Vorzügen. Das hieß nicht, dass ihm der Tierschutz gleichgültig gewesen wäre. Aber ihm war klar, dass den meisten Menschen neben einem reinen Gewissen noch ein unmittelbarer Nutzen geboten werden musste, um sie für den Veganismus zu gewinnen. »Man kann auf den zweifelnden Uneingeweihten mit den Argumenten des Unrechts oder der Unsittlichkeit des Tiertötens, der Unschönheit und Unappetitlichkeit des Fleischessens nicht besonderen Eindruck machen, solange man nicht imstande ist, nachzuweisen, dass die reine Pflanzenkost der menschlichen Natur entspricht und daher der üblichen gemischten Fleischkost in jeder Beziehung überlegen ist.«

Es ist typisch für die vegetarischen Propaganda-Texte der Zeit, wie Riedel hier Pflanzen und Fleisch gegenüberstellt, als gäbe es kein Drittes – eben die Produkte von lebenden Tieren. Das ist besonders erstaunlich bei einem, der ja auch selbst bewusst auf Produkte vom lebenden Tier verzichtete. Aber es ist nicht ungewöhnlich, wie Riedel hier argumentiert. Die Frage, ob es ethisch korrekt oder gesund ist, Milch, Joghurt, Quark, Käse, Butter und Eier zu essen, beschäftigte vergleichsweise wenige Vegetarier. Oft bleibt in den Texten verwaschen, ob der Konsum von Milchprodukten und Eiern den frühen Vegetariern als richtig oder als falsch erschien, ja, ob sie sich diese Frage überhaupt stellten. Zu Riedels Zeit gab es weder Legebatterien noch Melkmaschinen noch Antibiotika im Futter. Das Nachdenken darüber, ob Tiere denn auch litten, wenn der Mensch lediglich ihre Produkte nahm und sie (zunächst) nicht tötete, war noch wenig verbreitet. Obwohl natürlich jedem klar war, dass Kuhmilch von der Natur eigentlich für Kälber gedacht war. Und dass auch Milchkühe meist beim Schlachter endeten und keines natürlichen Todes starben. Aber die Fleisch- und Eierindustrie war noch nicht so auf Masse, Ertrag und Effizienz ausgerichtet wie heute. Ein häufiges Argument heutiger Veganer ist, dass das Essen von Eiern »Mord« sei. Denn in der Massentierhaltung würden männliche Küken direkt nach dem Schlüpfen geschreddert, weil sie, anders als die weiblichen Tiere, künftig keine Eier legen könnten. Dieser Gedanke spielte bis weit ins 20. Jahrhundert hinein keine Rolle. Die Massentierhaltung und damit auch die Kritik an ihr erreichte erst in den 1980er Jahren das Ausmaß, das wir heute kennen.

Statt sich mit dem Zwischenreich der Milch und der Eier aufzuhalten, stellten die frühen Vegetarier also in gekonnter Zuspitzung »lieblich lockende Pflanzenspeisen«, die »uns Früchtlern« schmecken, »eklem Leichensaft« und »Kadaverstücken« gegenüber, deren Esser sie »Sarkophage« oder »Anbeter des Beefsteaks« nannten. Benno Buerdorff, der im Jahr 1900 einen Aufsatz zum Thema »Der Weg zum Glück« verfasste, beschäftigte sich fast durchweg ausschließlich mit dem Fleisch- und dem Fruchtessen. Nur an einer Stelle schrieb er, vegetarisch sei, »was Lebenskraft und Lebensmut verleiht, oder was unsere Lebensbedingungen am richtigsten erfüllt«. Und dann: »Die richtige Nahrung braucht nicht ohne weiteres pflanzlich zu sein. Für den Säugling z.B. ist Muttermilch die einzige richtige Nahrung, aber nicht etwa Kindermehl.« Über Erwachsene verlor Buerdorff an dieser Stelle kein Wort. Etwas später schrieb er dann vom »Weglassen von Fleisch, Wurst, Speck, Fisch u.s.w.« Aber: Was meinte der Mann bloß mit »u.s.w.«?

Die Vermutung liegt nahe, dass Buerdorff die Aufzählung nicht weiter ausführte, weil er den Inhalt des »u.s.w.« für seine Leser offenhalten, es ihnen selbst überlassen wollte, was bei ihnen außer Fleisch, Wurst, Speck und Fisch alles nicht auf den Tisch kam. Denn die »Vegetarische Warte« hatte um die Jahrhundertwende eben noch keine klare Linie in der Frage der vegetarischen Kost. In einer Ausgabe des Jahrgangs 1905 war wenig dogmatisch zu lesen, die entscheidende Frage aus gesundheitlicher Sicht sei nicht so sehr die danach, ob die Nahrung des Vegetariers pflanzlich oder tierisch sei (außer natürlich bei Fleisch, das mehr oder weniger grundsätzlich als Nahrungsmittel ausschied). Es gehe vielmehr darum, ob jemand seine Nahrung roh oder gekocht verzehre und wie viel Eiweiß, Kohlenhydrate und Fett er zu sich nehme. Im Oktober 1907 findet sich dagegen ein Topos, den Veganer auch noch viele Jahrzehnte später verwendeten: dass Milch für die jeweils Jungen einer Säugetierart bestimmt ist – und zwar nur für diese. »Sowie die Mutterbrust für den Säugling die einzig richtige Nahrungsquelle ist, so ist auch die Pflanzenwelt die einzig richtige Nahrungsquelle für den Menschen, wenn er die Mutterbrust verlassen hat. Da ja das Kind an der Mutterbrust die Milch ungekocht saugt, und dabei, wenn die Mutter gesund ist, sich schön und vollkräftig entwickelt, so unterliegt es keinem Zweifel, dass Mutter Erde dem erwachsenen Menschen nur sonnengekochte Nahrung geboten hat.« Allerdings wird in denselben Jahren in den Heften Milch etwa beiläufig als Frühstückszutat erwähnt, oder es ist von Eiernudeln die Rede – ohne Betonung auf »Eier«.

Wenige Monate vor dem Lob der »sonnengekochten Nahrung«, im Januar 1907, hatte die Zeitschrift Milch und Eier sogar in seltener Ausdrücklichkeit gepriesen. Es kamen damals eben verschiedene Autoren mit verschiedenen Vorstellungen vom Vegetarismus zu Wort. Während andere die »massenhafte Kälberschlachtung« verurteilten, mit der die Milchwirtschaft einhergehe, befand dieser Autor, »dass eine auf reine Fruchtnahrung abzielende Lebensweise auf die Dauer, namentlich in unserem Klima, auch unter Zuhilfenahme von Nüssen schwer durchführbar ist, und zwar um so schwerer, je mehr es Körperkraft zu entwickeln gilt«. Wichtig sei eine abwechslungsreiche Kost, damit kein Mangel an Nährsalzen entstehe. In späteren Jahren wurde das häufiger und präziser thematisiert.

Im »Vereins-Blatt für Freunde der natürlichen Lebensweise (Vegetarianer)«, das im badischen Grötzingen herausgegeben wurde, war der Umgang mit dem Thema ähnlich wie bei der »Vegetarischen Warte«. Einmal, in einer Ausgabe des Jahrgangs 1884, war beiläufig die Rede von den Vegetariern »der laxeren Observanz, die Milch, Butter und Ei nicht ausschließen«. Daraus zu folgern, die Schriftleitung selbst propagiere eine strengere Auslegung, wäre allerdings falsch: Auf dem »Speisezettel für November und Dezember« fanden sich reichlich Milch, Ei und Rahm; doch waren bei den Essensvorschlägen auch einfachere, rein pflanzliche Varianten möglich. An anderer Stelle im »Vereins-Blatt« ging es um Magermilch, die »bei uns noch sehr wenig«, in Schweden dagegen »mit Recht« viel genossen werde, reichlich Protein enthalte und dafür die »billigste Quelle« sei.

Und im Dezemberheft des Jahrgangs 1884 wurde dann das neue Buch »Wie lebt man als Vegetarier?« von Maximilian Klein empfohlen – mit den Worten: »Der Inhalt ist folgender: Nahrungsmittel der Vegetarier sind: 1) Obst, 2) Cerealien, 3) Hülsenfrüchte, 4) Gemüse, 5) Milch, Butter, Käse, Eier, Honig.« Das Buch, hieß es außerdem, stehe in Übereinstimmung mit den Empfehlungen »vom Deutschen Verein für natürliche Lebensweise und dem süddeutschen Vegetarierverein«.

Wohlgemerkt standen die Produkte vom lebenden Tier ganz am Ende von Kleins Liste und bildeten somit die einzige Nahrungsgruppe, die gebündelt aufgeführt wurde, während etwa Hülsenfrüchte und Gemüse jeweils eine eigene Ziffer bekamen. Es bleibt dem Leser überlassen, zu entscheiden, ob es schaden würde, den Inhalt von Punkt 5 einfach von der persönlichen Zutatenliste zu streichen.

Nach alledem liegt die Vermutung nahe, dass auch diese Vereinsleitung die Ei-Milch-Vegetarier in den Reihen ihrer Mitglieder nicht durch zu extreme Forderungen verprellen wollte und mit dem Verweis auf verlockende vegane Rezeptvarianten eher auf freiwilligen Verzicht setzte. Während die Leute im Vorstand des heutigen Vegetarierbundes alle vegan leben, ernähren sich die weitaus meisten Mitglieder »nur« vegetarisch; einer der Funktionäre schätzt das Zahlenverhältnis auf neun zu eins. Die Rezepte in der Zeitschrift sind inzwischen zwar komplett vegan, aber der Vegetarierbund würde sich niemals offiziell gegen den Ovo-Lacto-Vegetarismus aussprechen. »Wenn wir zu vegan werden, springen uns die Vegetarier ab« – diese Einschätzung dürfte auch schon für die Vegetariervereine im 19. Jahrhundert gegolten haben: Hätten sich diese zu streng vegetarisch gegeben, wären ihnen die Milch-Eier-Vegetarier abgesprungen.

Auch Clara Ebert, Autorin eines vegetarischen Kochbuchs aus dem Jahr 1927, wollte nicht all jene verprellen, die dem Vegetarismus grundsätzlich neugierig gegenüberstanden, aber noch nicht für ein aus Eberts Sicht gesundes fleischloses Leben mit viel Rohkost oder gar für den Veganismus gewonnen waren. In ihrem Werk »Die Küche der Zukunft auf fleischloser Grundlage« beschreibt Ebert jene Art von vegetarischen Gerichten, vor denen es Reinhold Riedel schon drei Jahrzehnte früher in den Speisehäusern auf dem Land so sehr gegraust hatte, dass er zum Veganer wurde. Die Autorin erklärt den aus ihrer Sicht Fortschrittlichen unter ihren Lesern aber auch, warum sich solche Rezepte trotz allem noch in ihrem Kochbuch finden: »Die Zeit der so falschen ›vegetarischen‹ Kochkunst, der zu Tode gekochten Gemüse, der Breie, und eierreichen Mehlspeisen ist vorbei und wenn wir heute auch noch einige solcher Rezepte und auch sonst noch einige sogenannte ›feine Gerichte‹ bringen, so geschieht es, um Neulinge nicht allzu sehr abzuschrecken und ihnen den Übergang zu erleichtern, denn wir sind keine Fanatiker.«

Schon der Naturheilkundler und Sanatoriumsbetreiber Adolf Just hatte sich 1901 über die unendlich vielen feinen Speisen und Gerichte beschwert, die in den bisher erschienenen vegetarischen Kochbüchern stünden – mit naturgemäßer Nahrung habe das nichts zu tun. Er war sogar der Ansicht, dass es besser für die Gesundheit sei, die »alte gemischte Kost« aus Fleisch und Pflanzennahrung, also eine einfache bürgerliche Kost, zu sich zu nehmen, als eine »so verfeinerte und künstliche vegetarische Ernährung«. Das Argument passt aber dann wieder nicht ganz zum Rest: Just hielt der bürgerlichen Kost zugute, Fett zu enthalten, was bei der strengen vegetarischen Lebensweise, die auch auf Milch und Butter verzichte, fehle. Doch waren ja gerade die alten Kochrezepte aus seiner Sicht zu verfeinert. Womit eigentlich nur Verfeinerungen mit Sahne- und Käsesoßen gemeint sein können, denn eingekochte Früchte und Gemüse sind zwar vitaminarm, aber ja gerade nicht verfeinert.

Clara Ebert stellte in Übereinstimmung mit den strengen Vegetariern ihrer Zeit klar, Milch sei für den Säugling des Rindes bestimmt und für menschliche Erwachsene entbehrlich, genauso wie der Käse. Anderen Milchprodukten wie Quark, Butter und Sahne stand sie freundlicher gegenüber, sie hielt sie für vitaminreich und gesund. Allerdings bereichere die Milch eben die Küche, vor allem bei Gebäck und Mehlspeisen. Der Genuss von Milch sei also »mehr eine Konzession an unsere alten Gewohnheiten und Gaumengelüste«.

Eier schätzte Ebert, wie auch die meisten Veganer, kritischer ein als Milch. Nicht umsonst gibt es ja die Abstufung zwischen Ovo-Lacto-Vegetariern, die Eier und Milch verzehren, und Lacto-Vegetariern, die Eier ablehnen, aber Milchprodukte zu sich nehmen – der Radikaldemokrat Gustav Struve scheint so einer gewesen zu sein. Ebert hielt Eier für ein notwendiges Übel bei Backwerk, das ohne sie leider nicht gelinge. Es gab damals noch keinen »natürlichen Ei-Ersatz« mit Kartoffel- und Tapiokastärke. Schon Ebert schrieb aber, dass man von den in Eiern enthaltenen Purinstoffen Gicht bekommen könne, wenn man zu viele davon esse. Von Cholesterin ist bei ihr dagegen noch nicht die Rede.

Trotz solcher Warnungen lebte die große Mehrheit der Vegetarier damals nicht vegan. Die Satzung des »Vereins für naturgemäße Lebensweise zu Frankfurt am Main«, dessen Mitglieder sich jeden Donnerstag Abend im Vereinslokal »Kursaal Milani« trafen, definierte den Vegetarianismus in den 1880er Jahren als »Enthaltung alles dessen, was vom getöteten Tiere stammt«. 1919 hieß es in der »Vegetarischen Warte«, alle Vegetarier »enthalten sich des Fleisches, während die meisten noch Milch in irgendeiner Form genießen«. Und weiter: »Vielen, denen der erste Schritt gelang, misslang der zweite. Die Zahl der Vegetarier, die Milch und Milchspeisen genießen, wäre vielleicht statistisch annähernd genau zu ermitteln, nicht aber die Zahl derer, die nach mehr oder minder langen Versuchen auch den gemäßigten Vegetarismus wieder aufgaben, weil sie schon die Enthaltung vom Fleisch nicht ertragen.« Was dann folgt, ist angeblich dem Okkultismus entnommen: eine Einteilung der Menschen und der Nahrungsmittel entlang einer Skala zwischen positiv und negativ. »Die Sensitiven empfinden Fleisch und Eier als am stärksten positiv, Milch, Butter, Käse als weniger stark positiv, immerhin aber stärker als die am stärksten positiven pflanzlichen Nahrungsmittel.« Nur der »sehr positive Mensch« dürfe »ohne Schaden die positive Nahrung einschränken, und nur ihm scheint es möglich zu sein, das Ideal, die reine Fruchtnahrung, durchzuführen, ohne körperlich oder geistig an Energie einzubüßen«. Mit anderen Worten: Wer erfolgreich vegan leben wollte, musste schon von der Konstitution her viel Kraft mitbringen. Und das traf auf die Wenigsten zu.

Die »Reinheit« der Pflanzennahrung beschworen die Vegetarier bis in die 1920er Jahre noch eher in ihren Schriften als im täglichen Leben; auch das wird ein Grund dafür gewesen sein, dass Milchprodukte und Eier in den ethisch-ästhetisch ausgerichteten Schriften so selten vorkommen. Sobald es aber um den Alltag ging, ums Einkaufen und Kochen zum Beispiel, bemühten sich die Vereine eher, anschlussfähig für die Mehrheit der Gesellschaft zu sein. So schrieb die »Vegetarische Warte« am 15. August 1914, also kurz nach Kriegsbeginn, unter überzeugten Anhängern des Vegetarismus gebe es »das Bestreben, auch die ohne Tötung gewonnenen tierischen Produkte abzuweisen und die Ernährung zu vereinfachen«. Das verführe manche zu »lächerlichen und dadurch schädlichen Absonderlichkeiten«, auch wenn diese nicht die Regel seien.

Auch die seit 1926 erscheinende Kundenzeitschrift der Reformhäuser gab sich wenig dogmatisch, was Milchprodukte anging, ja, diese wurden zur Ergänzung einer pflanzlichen Ernährung sogar regelrecht empfohlen – etwa im Oktober 1929 mit den Worten: »Entgegen der allgemeinen Volksmeinung hat die Ernährungswissenschaft und die Erfahrung langjähriger Praxis ergeben, dass man seinen Eiweißbedarf auch sehr wohl bei pflanzlicher Ernährung decken kann, besonders wenn sie Nüsse und reichlich grüne Gemüse und viel Kartoffeln enthält. Ganz sicher wird man zu der erforderlichen Menge kommen, wenn täglich etwas Milch (1/4 Liter) und gelegentlich auch etwas Käse hinzugenommen werden.« Nur hin und wieder kam dort auch jemand zu Wort, der jahrelang auch ohne Milch und Eier gelebt hatte, dann aber zur Einsicht gekommen war, dass eine ausgewogene Obst-Gemüse-Vollkornkost mit etwas Milch am segensreichsten sei.

Im Speiseplan einiger Vegetarier waren die »Vegetabilien von Rind, Huhn oder Biene«, wie der Veganer Reinhold Riedel sich ausdrückte, tatsächlich eher als bewusste Ausnahmen vorhanden. Zum Beispiel bei Hermine von Stosch, die 1921 das Vorwort für ein Buch mit dem Titel »Blut oder Frucht« schrieb. Darin erstattet von Stosch, ähnlich wie Riedel in der »Vegetarischen Warte«, genau Bericht über ihre eigene Diät: Morgens verzehrte sie zwei große Äpfel, dann Brot mit Pflanzenbutter, um zwölf Uhr mittags Kartoffeln, Salat, Gemüse, im Winter auch mal Suppe mit Graupen oder Bohnen, abends Obst und Nüsse mit Brot, Pflanzenbutter, Gelee oder Marmelade. »Eier und Kuchen genieße ich nur ausnahmsweise, wenn Besuch kommt.«

Das Werk »Blut und Frucht« selbst handelt von Reinheit und Keuschheit und vom jeweiligen Gegenteil – der Titel verdeutlicht das sehr schön: Am Fleisch klebt Blut, aber die Frucht ist rein, auch ethisch gesehen. Der Autor Gustav Schlickeysen war bei der Veröffentlichung schon viele Jahre tot, er war 1893 gestorben und hatte das Werk selbst nie publiziert. Als Rohköstler war Schlickeysen der Meinung, der Mensch sei von Natur aus ein Fruchtesser, gerne auch lateinisch »Frugivor« genannt, und eben kein »Omnivor«, kein Allesesser. Und erst recht kein »Sarkophag«, kein Fleischesser.

Das gute Brot

Aber wie die Vorstellung, dass zu den Vegetabilien eben auch die Produkte von Rind, Huhn und Biene gehören konnten, war der Fruchtbegriff von Ernährungsreformern wie Schlickeysen ebenfalls sehr weit gefasst. Er selbst hatte schon 1875 ein anderes Buch mit dem Titel »Obst und Brod« veröffentlicht. Die verarbeiteten Früchte der Getreidefelder nahmen die »Früchtler« also durchaus zu sich und die Früchte der Nussbäume sowieso. August Aderholdt empfahl in einem seiner Vorträge ebenfalls eine »öftere Beschränkung der Mahlzeiten auf Brot und Obst«.

Auch Riedel hatte bei seinen Reisen gern gutes Brot dabei, sofern er auf dem Land welches bekam. Neben dem Schrotbrot erwähnt er das Simons- und das Steinmetzbrot. Das waren um die Jahrhundertwende die unter gesundheitsbewussten Menschen beliebtesten Sorten. Die Ernährungsreformer Gustav Simons und Stefan Steinmetz hatten sie erfunden; beide Brote gibt es bis heute. Das Simonsbrot ist ein Malzkornbrot aus Roggen oder Weizen, das dem Münsterländer Pumpernickel ähnelt. Das Steinmetzbrot wird aus einem Vollkornmehl gebacken, wobei die Getreidekörner vor dem Mahlen in einem speziellen Nassschälverfahren »enthülst« werden.

Aber Riedel wusste sich auch dann zu helfen, wenn der Bäcker nur ungesunde Weißmehllaibe im Angebot hatte. »Wenn diese Brotsorten an kleineren Orten nicht zu haben sind, so ersetze ich Brot und Nüsse gern durch die schmackhaften und nahrhaften Dr. H. Kelloggschen Getreide- und Nussprodukte.« Um die Jahrhundertwende gab es noch keine »Choco Krispies«, »Toppas Traube«,

»Frosties mit weniger Zucker«, »All bran plus« und »All bran Flakes und Früchte«. Das sind derzeit die fünf veganen Sorten aus dem Hause Kellogg's auf dem deutschen Markt, wie sich mit einem Produkt-Filter auf der deutschen Internetseite des amerikanischen Unternehmens leicht herausfinden lässt. Genauso kann der ernährungsbewusste Frühstücksflocken-Freund auch nach »halal«, »koscher«, »vegetarisch« und »natriumarm« suchen – neben diesen älteren Begriffen für Ernährungsformen ist auch »vegan« eine feste Variante geworden.

Zwar waren die meisten aktuellen Sorten zu Riedels Zeit noch lange nicht erfunden, doch die bis heute bekanntesten Getreideflocken, die Kellogg's Cornflakes, kamen just in jenen Jahren auf den amerikanischen Markt. Von 1897 an vermarkteten der amerikanische Arzt und Ernährungsreformer John Harvey Kellogg und sein Bruder Will Keith Kellogg die Maismehlflocken in Amerika. Riedel kannte sie zur Zeit seines Übergangs zur veganen Lebensweise noch nicht. Er bevorzugte aus dem Kellogg's-Sortiment die »Haferbiskuits H.«, die »Weizenvollmehlbiskuits W.«, den »Grahamzwieback« und die »Granola-Flocken«.

Von den Nussprodukten mochte er nicht nur die Erdnussbutter, als deren Erfinder Kellogg ebenfalls gilt, sondern auch die Haselnuss- und Mandelnussbutter. Nusstabletten hatte der Geschäftsreisende ebenfalls oft dabei. In den Frühlings- und frühen Sommermonaten, in denen das frische Obst knapp wurde, legte er Trockenobst in Wasser ein und ließ es aufquellen.

Die Rohkost und ihre Gegner

Reinhold Riedel brauchte keine Küche. Das war um die Jahrhundertwende sehr ungewöhnlich. Ein Junggeselle, der sich keine Haushälterin leisten konnte, hatte eben im Wirtshaus zu essen. Das ist heute auch bei unverheirateten Männern nicht mehr nötig, egal, wie sie sich ernähren. In unserer Zeit wäre Riedel ebenfalls ein Exot, da auch die meisten Veganer, Männer wie Frauen, ihr Essen mittlerweile erwärmen oder kochen. Die einen verwenden viele frische Zutaten und achten besonders darauf, dass ihre Ernährung ausgewogen ist, um Mangelerscheinungen vorzubeugen. Die anderen

Was sind Dr. J. H. Kelloggs Nährmittel?
Eine beachtenswerte Verbesserung in der Ernährungsfrage!
Wer blutarm, zuckerkrank, magenleidend oder zu mager ist, wer sich ferner rationell ernähren und Krankheit vorbeugen will, lasse sich die erklärende Preisliste kommen.
Nährmittelfabrik des Deutschen Vereins für Gesundheitspflege,
Friedensau, Post Grabow (Bcz. Magdeburg).
In Deutschland **nur hergestellt in Friedensau.** [t 34

getr.Schutzmarke

Schon um die Jahrhundertwende mochten Pflanzenesser die Produkte des Amerikaners John Harvey Kellogg.

schieben sich ab und zu auch vegane Fertiggerichte in die Mikrowelle. Reine Rohköstler sind im Vergleich zum 20. Jahrhundert jedenfalls seltener geworden.

Aber auch schon damals gab es viel Kritik an dieser Kostform. Die Kundenzeitschrift der Reformhäuser riet im Februar 1930 von ausschließlicher Rohkost ab. Das rohe Essen, zu dem auch hier rohe Milch gezählt wurde, sei schwierig zu verdauen und setze eine genaue Kenntnis der Nahrungswerte voraus, sonst komme es leicht zu einem Mangel an Eiweiß oder »Wärmespendern«, also Kohlenhydraten. Sodann heißt es: »Wir haben auch bisher noch keinen Menschen getroffen, der versichern konnte, wenigstens ein Jahr nur von Rohkost gelebt zu haben.« Die Zeitschrift empfahl, die Rohkost mit Kartoffeln und Brot zu ergänzen.

Kochbuch-Autorin Gerta Wendelmuth sah 1928 als Nachteil der Rohkost zwar die Infektionsgefahr, nannte als Vorteil jedoch, dass die Hausfrau wenig Arbeitsaufwand hatte. Vielleicht war das der Grund dafür, dass die Rohkost besonders bei gebildeten, alleinstehenden Frauen beliebt war. Das jedenfalls wollte Max Berliner beobachtet haben, der 1933 einige »Kritische Bemerkungen zur Rohkostfrage« niederschrieb. Diese Frauen hätten »sowohl die Zeit wie auch die Intelligenz, (...) sich in die Propagandaschriften zu vertiefen und deren zum Teil ideelle Forderungen wie: ›Verspeisen von Tieren sei Verbrechen‹ und mystische Vorstellungen von ›Sonnenlichtwert‹ und dessen ›Nahrungspotentialabfall‹« aufzugreifen. Berliner beschrieb zudem ein Phänomen, das auch auf Reinhold Riedel zutreffen dürfte: Gehetzte Großstadtmenschen, die das ganze Jahr über übergarte »Restaurationskost« zu sich nehmen müssten, fühlten sich »außerordentlich gehoben«, wenn ihnen eine mehr oder minder lange Ferienzeit eine vollständige Ernährungsumstellung erlaube.

Das alles hat wahrscheinlich weniger mit den Hausfrauen der frühen 1930er Jahre zu tun als mit einigen soziologischen und psychologischen Konstanten: Wer eine gewisse Bildung hat, beschäftigt sich mit größerer Wahrscheinlichkeit ausführlich mit speziellen Ernährungsformen als jemand mit geringer Bildung. Wer über ein gewisses Pensum an Freizeit verfügt, nutzt das auch eher dafür, nach der Arbeit noch den Umweg über den veganen Supermarkt zu machen, als jemand, der vom Büro zur Kita hetzt, um dort bis 17 Uhr seine Kinder abzuholen.

Vielen Zeitgenossen Reinhold Riedels wäre dessen Speiseplan furchtbar eingeschränkt vorgekommen: nur Obst, Getreide und Nüsse. In der Sichtweise der meisten Deutschen der damaligen Zeit hatte der Mann nie etwas Richtiges auf dem Teller, nie etwas Anständiges auf der Gabel – ganz davon zu schweigen, dass er für sein Obst und seine Nüsse ja weder Teller noch Gabel brauchte. Er selbst fand seine Kost aber alles andere als ärmlich, eintönig oder eingeschränkt. So richtig unrecht hatte er damit nicht: Wahrscheinlich aßen die meisten seiner Zeitgenossen kaum je getrocknete Feigen, exotische Früchte oder Vollkornbrot. Oft interessierten sie sich allerdings auch schlicht deswegen nicht für diese vermeintlichen Delikatessen, weil die Familie gerade erst den Luxus kennengelernt hatte, Weißmehl, Fleisch und Zucker regelmäßig kaufen zu können – wenn überhaupt. Diese Lebensmittel waren weit ins 19. Jahrhundert hinein für viele noch unerschwinglich gewesen.

Unfreiwillig vegan – aus Armut

Auch der Sozialdemokrat August Bebel beschäftigte sich 1874 mit dem Thema. Sich bewusst für eine pflanzliche Ernährung entscheiden zu können war ein Luxus, den sich viele Deutsche noch gar nicht leisten konnten. Im Gegenteil lebten sie aus Armut gewissermaßen nahezu vegan, ohne zu den erhabenen »Früchtlern« zu gehören: »Der Vegetarianismus, das heißt die Lehre, sich von Pflanzenkost zu nähren, fand zunächst in solchen Kreisen Boden, die in der angenehmen Lage sind, zwischen vegetabilischer und animalischer Kost wählen zu können. Für die sehr große Mehrheit der Menschheit existiert aber diese Wahl nicht, sie ist gezwungen, nach ihren Mitteln zu leben, deren Dürftigkeit sie fast ausschließlich auf vegetabilische Kost hinweist, oft auf die wenigst nahrhafteste.« Denn diese Kost war äußerst eintönig: »Für unsere Arbeiterbevölkerung in Schlesien, Sachsen, Thüringen usw. ist die Kartoffel die Hauptnahrung, sogar Brot kommt erst in zweiter Linie; Fleisch, und nur solches schlechtester Qualität, erscheint selten auf dem Tische. (...) Für diese zahlreichen Menschen, die gezwungen als Vegetarianer leben, wäre zeitweilig ein solides Beefsteak, eine gute Hammelkeule entschieden eine Verbesserung ihrer Nahrung.«

Es gab auch Menschen, die etwa in der industriellen Weißmehlproduktion eine regelrechte Gefahr für die ärmere Bevölkerung sahen. Der Zahnarzt A. Kunert aus Breslau zum Beispiel. Er schrieb vor dem Ersten Weltkrieg ein Bändchen mit dem sperrigen Titel »Unsere heutige falsche Ernährung als letzte Ursache für die zunehmende Zahnverderbnis und die im ganzen schlechtere Entwicklung unserer Jugend«, das 1913 schon in dritter Auflage erschien und eine für das Thema erstaunliche Auflage von 100.000 Exemplaren erreicht hatte. Kunert fürchtete für alle, die sich Tierprodukte nicht leisten könnten, eine Unterversorgung mit Nährstoffen, vor allem mit Eiweiß. Schuld daran war die »Entwertung des Getreides« bei der Herstellung der verfeinerten Backwaren. »Dass wir mit der Kleie die wertvollen Eiweißstoffe an das Vieh verschleudern, ist für den wohlhabenderen Teil der Bevölkerung, der den Bedarf an Eiweiß aus anderen Quellen (Fleisch, Eier, Milch) decken kann, bedeutungslos; im allgemeinen wird sogar heute eher zu viel, als zu wenig Eiweiß aufgenommen; dieser Teil unseres Volkes wird dabei nur um die Nährsalze betrogen; aber für den ärmeren Teil der Bevölkerung, der sich Fleisch, Eier und Milch nicht leisten kann (Näherinnen, Hausindustrielle usw.) bedeutet der geringere Eiweißgehalt des Weißbrotes und Weizengebäcks möglicherweise einen weiteren Übelstand; denn bei diesen Individuen kommt zu dem Mangel wohl doch gelegentlich noch Unterernährung an Eiweiß hinzu; sie leben ja außer von Weißgebäck meist nur noch von Kartoffeln, Zucker und Kaffee.« Mit einer ausgewogenen veganen Ernährung hatte das nichts zu tun. Es gab also zu dieser Zeit zwei extrem unterschiedliche Arten von Pflanzenessern: arme, unfreiwillige und wohlhabende, distinguierte. Heute gibt es nur noch die zweite Sorte. Niemand muss mehr vegan leben, wenn ihm das nicht passt. Fleisch, Milch und Eier sind so billig zu haben, dass eine pflanzenbasierte Ernährung eher teurer ist als eine, die hauptsächlich aus Tierprodukten von schlechter Qualität besteht. Dafür spalten sich die Fleischesser immer mehr in solche, die sich an ungesunde Billigware halten, und in solche, die nur noch selten Fleisch kaufen und dann immer welches aus Bio-Landwirtschaft.

Wurst und Milch im Ladenregal

Wie schon zuvor das helle Mehl und der Zucker, wurden auch Fleisch, Eier und Milchprodukte erst dann deutlich billiger, als sie in Fabriken und damit in großen Mengen produziert werden konnten. Überhaupt gab es erst seit der Industrialisierung eine größere Auswahl an Tierprodukten im Laden zu kaufen. Wer selbst keine Hühner, Rinder oder Schweine hielt, bekam Eier, Milch und Fleisch direkt beim Bauern oder auf dem Markt. Größere Mengen auf Vorrat zu kaufen lohnte sich nicht: Der Kühlschrank war zwar schon erfunden, aber in Europa hatte im späten 19. Jahrhundert noch kaum jemand so ein Gerät zu Hause stehen. Es empfahl sich daher, Milch binnen zweier oder dreier Tage zu verbrauchen, sonst wurde sie sauer. Erst die 1864 erfundene Pasteurisierung machte Milchprodukte länger haltbar – und das auch nur, wenn sie mit Hilfe der immer besseren Kühltechnik gelagert wurden. Erst als die sich auch in den Haushalten durchsetzte, wurde es für Einzelhändler sinnvoll, größere Mengen an Milch, Joghurt und Quark anzubieten.

Die Fleischproduktion steigerte sich im 19. Jahrhundert enorm. Denn hier entstand ein neuer Industriezweig: die Schlachthöfe. Gleichzeitig machte es die Erfindung der Konserve möglich, dass Wurst notfalls auch monatelang im Regal lagern konnte. Allmählich gab es in immer mehr Familien nicht mehr bloß das kleine Stückchen Fleisch zum Sonntagsessen, von dem auch nicht unbedingt immer jedes Familienmitglied etwas abbekommen hatte, sondern es kamen mehrmals in der Woche Fleischgerichte auf den Tisch oder zumindest Wurst aufs Brot. Um 1800 hatte jeder Deutsche im Durchschnitt zwanzig Kilogramm Fleisch im Jahr gegessen, das sind durchschnittlich 55 Gramm am Tag. 1900 war es schon mehr als doppelt so viel: 45 Kilogramm im Jahr oder gut 120 Gramm am Tag.

Heute sind es rund sechzig Kilogramm oder gut 160 Gramm am Tag. Das ist zwar viel im Vergleich zur Zeit der frühen Veganer, aber immerhin sind es sechs Kilo weniger als im Jahr 1990. Und wahrscheinlich werden die Zahlen weiter sinken. Immer mehr Menschen verzichten auf Fleisch. Andere essen es nur noch als bewusste Ausnahme. Dann werden das kleine teure Rinderfilet vom Biohof oder der Kabeljau aus nachhaltigem Fang zur zelebrierten Delikatesse. Das fällt bei der Gesamtbilanz durchaus ins Gewicht. Veganes Essen und Biokost sind nach Angaben von Lebensmittel-Großhändlern aber nach wie vor Nischenmärkte, auch wenn das große öffentliche Interesse an diesen Themen manchmal etwas anderes vermuten lässt. Wie gesagt: In dem aus Sicht der Lebensreformer fetten, ungesunden, dekadenten Zeitalter der Jahre um 1900 aß der Durchschnittsdeutsche fünfzehn Kilo weniger Fleisch als heute. Und im Oktober 2015 gaben 72 Prozent der Deutschen in einer Umfrage des Meinungsforschungsinstituts Forsa an, dass zumindest eines ihrer drei Lieblingsgerichte Fleisch enthalte.

Nach der Erfindung von Kühlschrank und Konserve, Fließband und Schlachtfabrik dauerte es nicht lange, da waren schon wieder die ersten Verbraucher übersättigt von den standardisierten, lange haltbaren, stark verarbeiteten und überall verfügbaren Produkten – und damit auch vom Fleisch. Sie bemängelten, dass die massenhaft gefertigte Nahrung nicht mehr »lebendig« sei. Auf dem Lebensmittelmarkt entstand eine Lücke für ein neues Luxusprodukt: die naturbelassene, meist vegane Gesundkost, die vor allem aus Obst, Kernen und Getreide, aber etwa auch aus Hefeextrakt bestand. Ganz billig war sie nicht – und noch lange nicht überall zu haben. Bis sich erste Marken etablierten und über kleine, eingeschworene Kreise hinaus bekannt wurden, dauerte es noch eine ganze Weile; das übernahm dann seit den 1920er Jahren im Wesentlichen die Neuform-Genossenschaft.

Vor dem Ersten Weltkrieg interessierten sich nur wenige Deutsche für gesunde Ernährung; überhaupt war das Wissen über eine gesunde Lebensweise noch kaum verbreitet. Der Abgeordnete Konrad Haenisch, ein Sozialdemokrat, formulierte es im Preußischen Abgeordnetenhaus am 17. Februar 1917 so: »Es ist gar kein Zweifel, dass die allermeisten Menschen heute von ihrem Körper, von seinen Organen, von den Funktionen der Organe und dem, was dem Körper frommt und nicht frommt, gar keine Ahnung haben.« Der Politiker forderte daher praktischen und theoretischen Gesundheitsunterricht an den höheren Schulen und an den Volksschulen: Ihn einzuführen sah er als eine wichtige Aufgabe für die Zeit nach dem Krieg.

Dauerhaft durchgesetzt hat sich Haenischs Einsicht nicht: Ende des Jahres 2015 forderte Bundesernährungsminister Christian Schmidt von der CSU in einem Brief an die Kultusminister immer noch ein Schulfach »Ernährung«, unabhängig von der Schulform. Bisher steht das Thema nicht auf den Stundenplänen, es kommt eher in Projektwochen zur Sprache. Der Unterschied zu 1917 ist aber, dass das theoretische Wissen über ein gesundes Leben heute deutlich verbreiteter ist. Bloß leben die meisten Menschen heute nicht oder zu wenig nach den Grundsätzen, die sie eigentlich kennen.

Unpolierter Reis vom Reformwarenfachmann

Reinhold Riedel hörte offenbar vor allem auf seinen Körper, und der sagte eben: Trockenobst und Kellogg's-Produkte tun mir gut. Wahrscheinlich deckte der Veganer sich damit im Reform-Fachhandel ein, und ebenso wahrscheinlich ließ er sich die Sachen zuschicken. So gab es zwar um die Jahrhundertwende schon einige Unternehmen, die Reformwaren herstellten und in Zeitschriften wie der »Vegetarischen Warte« mit Anzeigen für den Direktversand ihrer Produkte warben. Die Reformhäuser, in denen man aus dem Sortiment mehrerer Reformwarenhersteller wählen konnte, waren in den 1890er Jahren noch nicht sehr verbreitet, vor allem nicht jenseits der größeren Städte. Aber dann sollte es nur noch wenige Jahre dauern, bis es solche Läden an vielen Orten gab – ähnlich wie die schon länger etablierten vegetarischen Speisehäuser.

Das erste Reformhaus hatte 1887 in Berlin eröffnet: das »Kauf- und Versandhaus Carl Braun«. Es lag am Kottbusser Damm, inzwischen eine sechsspurige Autostraße zwischen den Bezirken Friedrichshain-Kreuzberg und Neukölln. Bei Carl Braun gab es anfangs allerdings noch gar keine Lebensmittel, sondern nur Leib- und Bettwäsche. 1890 kamen Kakao und Schokolade hinzu, die nicht als Süßigkeiten, sondern als Kraftspender galten. Der Begriff »Reformhaus« setzte sich dann erst ab 1900 durch. Auch andere Reformgeschäfte vertrieben anfangs vor allem Kleidung und Wäsche aus Textilien, die naturbelassen und »porös« waren, wie man sagte – heute heißt das »atmungsaktiv«. Damals ging es aber natürlich nicht um Goretex, sondern die Reformhaus-Leibwäsche war meist aus Baumwolle. Die Nahrungsmittel kamen erst allmählich ins Sortiment: Pflanzenfette, getrocknete Bananen, Nussmus, unpolierter Reis, Hafergrieß, Säfte. Die Produkte der Reformhäuser dürften um die Jahrhundertwende fast alle vegan gewesen sein; allerdings gab es in jenen Jahren auch schon Joghurt. Und Honig war ein unter Vegetariern beliebtes Produkt, weil sie ihn als natürlicher empfanden als Zucker.

Wolle und Seife

Carl Braun warb in jenen Jahren in seinen Anzeigen nicht nur mit »Dr. Lahmanns Reformbaumwollwäsche«, sondern auch mit »Prof. Dr. Jägers Wollenkleidung«, also mit einem tierischen Produkt, das strenge Vegetarier schon damals ablehnten, genauso wie Federhüte und Lederhandschuhe. Unter Kleidungsreformern war umstritten, ob Wolle oder Baumwolle besser sei, und die Lager um den Baumwoll-Verfechter Heinrich Lahmann und den Woll-Freund Gustav Jäger standen sich offenbar fast feindselig gegenüber. Dabei ging es vor allem um die physiologische Frage, welches Material besser für die menschliche Haut sei. Der Württemberger Gustav Jäger war mit seiner wollenen Unterwäsche und Oberbekleidung, die er in einer Stuttgarter Wirkerei produzieren ließ, sehr gut im Geschäft, er exportierte auch nach England. Für Jäger besaß Wolle reinigende Eigenschaften, weil sie »atmete«. Durch die »Normalkleidung«, wie er das nannte, konnte in seiner Theorie nicht nur der Körper ausdünsten: Über die Haut werde vielmehr auch das Gleichgewicht der »Seelenstoffe« reguliert, von denen es »Luststoffe«, »Unluststoffe«

und »Angststoffe« gebe. Die schlechten Stoffe konnten, so jedenfalls Jäger, über Wollkleidung am besten entweichen.

Die »Reinheit« von Leib und Seele schätzten die strengen Vegetarier auch sehr. Aber natürlich nicht, wenn Tiere dafür leiden mussten. Das zeigt ein Blick ins »Vereins-Blatt für Freunde der natürlichen Lebensweise (Vegetarianer)«. In diesen Heften gab es eine Rubrik, in der Leser anderen Lesern Fragen stellen konnten. Die Antworten wurden dann in einem der folgenden Hefte gedruckt. Einmal wurde auch die Frage eingesandt, wie der Vegetarismus zu Wollkleidung stehe. Die Antwort, die im Januar 1885 erschien, war eindeutig: Das »Wollsystem« sei unbedingt zu verwerfen, »so sehr mancher Vegetarier auch an der Jägerkleidung hängen mag«. Statt der rohen tierischen Bekleidung sei eine natürliche und naturgemäße nötig.

Das Argumentationsmuster, das dann folgt, ähnelt dem heutiger Veganer, die der Ansicht sind, dass sich auch Vegetarier am Tod von Tieren schuldig machten, wenigstens mittelbar. Oder daran, dass Tiere Schmerzen erdulden müssen, etwa die Schafe beim Scheren. Im »Vereins-Blatt« also hieß es: »Das Schaf darf nicht getötet werden, wenn es uns die Wolle gibt – sehr richtig! Aber es muss der Naturtrieb des Schafes, die Zeugung, befriedigt werden, oder es muss Kastration angewandt werden. Im ersten Falle wachsen uns die Schafe über den Kopf, oder wir müssen sie schlachten, andernfalls – will solche Prozedur, wie die Kastration, ein Vegetarianer?« Der Schreiber fordert also: »Weg mit der Wollkleidung!«

Auch die Frage nach Daunenfederfüllungen beschäftigte die Vegetarier. Im Fragekasten der »Vegetarischen Warte« empfahl eine Dame namens Henriette Ruppert im Juli 1896 das Material Kapok. Sie beschrieb es als »die Wolle der Samenfrucht von einem Baume, der in den Tropengegenden wächst«. Die Pflanzendaunen hätten keinen Geruch, filzten nicht und seien »außerordentlich leicht im Gewicht«. Als kleinen Service für die Leser nennt Frau Ruppert sogleich auch die Bezugsquelle: »Ich benutze seit 1½ Jahr eine Pflanzendaunensteppdecke und ein Pflanzendaunenkopfkissen, welche ich von dem Fabrikanten Fritz Hahn in Einsiedel bei Chemnitz bezogen habe und bin damit sehr zufrieden.«

Was das Leder angeht, so gab es schon in den 1880er Jahren Versuche, ein Kunstleder aus gepresster Baumwollwatte und Leinöl herzustellen. Darüber berichtet der Chemiker und Vegetarier August Aderholdt in seinen Vorträgen. Vielleicht hatten Reformhaus-Besitzer Carl Braun und seine Frau, die den Laden mit ihm zusammen führte, sogar Schuhe oder andere Gebrauchsgegenstände aus diesem Material im Angebot.

Vielleicht verkauften sie auch Vegetarier-Seife aus Pflanzenfett. Von einem Münchner Fabrikanten gab es laut »Vegetarischer Warte« 1912 schon Einweichseife, Toilettenseife und Wäscheseife. Obwohl als »gänzlich frei von tierischen Stoffen« angepriesen, scheint sich das bayerische Produkt nicht dauerhaft durchgesetzt zu haben. 1929 behauptete die Kundenzeitschrift der Reformhäuser nämlich, bisher habe es an einer billigen pflanzlichen Seife gefehlt. Schon im November 1927 hatte die Zeitschrift gefragt: »Seifen aus Leichenfetten, ist das eines Lebensreformers würdig und klug, seinen Körper mit Abbauprodukten zu pflegen?« Nun aber gab es einen Ersatz. »Die üblichen Kernseifen enthalten tierische Fette, während die Mehrzahl der Reformhaushaltungen auf rein pflanzliche Erzeugnisse besonderen Wert legen.« Für sechzig Pfennig gab es jetzt einen dreigeteilten Riegel VDR-Kernseife – VDR stand für die »Vereinigung deutscher Reformhäuser«. Im Oktober-Heft des Jahres 1929 findet sich eine Zeichnung des Dreier-Riegels. Auf der Seife prangt der Schriftzug »Verbürgt rein pflanzliches Erzeugnis«.

Heute hätte sie bestimmt das »V-Label« des Vegetarierbundes, vergeben nach den Zertifizierungskriterien der Europäischen Vegetarier-Union. Damals musste die Seife mit dem »Neuform-Zeichen« vorliebnehmen – aber auch das stand für Qualitätskriterien der Natürlichkeit. Fleisch und Fisch durften Produkte mit dem Gütesiegel nicht enthalten, Eier, Milch und Honig waren allerdings nicht ausgeschlossen. Einen größeren Markt für vegane Kosmetikprodukte gab es aber offenbar schon. Der strenge Vegetarismus war eine Lebensform, die über die Ernährung hinausging.

Doch zurück zu den Anfängen des Reformhauses. Die Brauns betrieben 1912 schon zehn Läden in Berlin und Brandenburg. In der zweiten vegetarischen Hochburg, also in Leipzig, wo auch der Sitz des Deutschen Vegetarier-Bundes war, eröffnete das erste Reformgeschäft 1896. Andere frühe Reformhäuser gab es in Frankfurt und seiner Nachbarstadt Offenbach, in Kassel, München-Gladbach (dem heutigen Mönchengladbach), Magdeburg, Würzburg, Nürnberg, Freiburg und Straßburg. Kurz vor dem Ersten Weltkrieg dürfte es immerhin an die hundert Reformhäuser gegeben haben, vegetarische Speisehäuser gab es ungefähr doppelt so viele.

Vegan auf Rezept

Außer vegetarischen Speisehäusern und Reformhäusern waren auch die Naturheilsanatorien Horte der »naturgemäßen Lebensweise«, wie die Reformer sie gerne nannten. »Naturgemäß« war für viele ungefähr gleichbedeutend mit »vegetarisch«, wobei immer daran zu denken ist, dass vegetarisch allerlei bedeuten konnte: »auf Fleisch verzichtend«, »Vegetabilien verzehrend«, »ausschließlich Pflanzenkost verzehrend« oder einfach »gesund lebend«. Auch die »Vegetarische Warte« nannte sich im Untertitel »Zeitschrift für naturgemäße Lebensweise«. In den Sanatorien war neben der naturgemäßen Ernährung auch die natürliche Heilweise wichtig.

Wie der Vegetarismus gehörte auch die Naturheilkunde zu jenen Reformbewegungen des 19. Jahrhunderts, die sich um die Jahrhundertwende als Teil einer übergreifenden Lebensreformbewegung zu verstehen begannen. Die Naturheilvereine warben für eine Heilkunst, die, anders als die Schulmedizin, darauf setzte, mit Wasser, Luft, Sonnenlicht, Kräutern, Lehm- und Moorbädern zu heilen, oder besser noch: Krankheiten vorzubeugen. Wie die Vegetarier waren auch die Naturheil-Freunde in Vereinen organisiert. Es war eine Laienbewegung, aber natürlich gehörten auch viele Ärzte dazu. Oft hatten diese Mediziner der angeblich auf einzelne Organe fixierten Schulmedizin abgeschworen und wollten lieber den ganzen Menschen in seiner natürlichen Umwelt betrachten. Die Naturheilbewegung hatte deutlich mehr in Vereinen organisierte Anhänger als der Vegetarismus, dessen Anhänger aber, wie es heute noch stärker der Fall ist, oft auch einfach privat vegetarisch oder vegan lebten, ohne in einen Verein einzutreten.

Kurz nach der Jahrhundertwende waren nicht einmal 2000 Vegetarier in einem Verein. Die Naturheilvereine hatten kurz vor dem Zweiten Weltkrieg immerhin um die 150.000 Mitglieder, viele davon waren in Heilberufen tätig. Im Deutschen Turnerbund waren 1914 allerdings zehnmal so viele Deutsche, nämlich anderthalb Millionen – und auch der Deutsche Flottenverein hatte im Jahr des Kriegsbeginns eine Million Mitglieder.

Die Vegetarier, Naturheilkundler und die Anhänger ähnlicher Bewegungen wie die Kleidungsreformer und die Abstinenzler schlossen sich damals nicht zu einer übergreifenden Dachorganisation der Lebensreform zusammen. Das geschah erst unter dem Zwang des »Dritten Reichs«, als eine »Deutsche Gesellschaft für Lebensreform« gegründet wurde. In diese ließen sich alle Vereine, die nicht verboten worden waren oder sich selbst aufgelöst hatten, 1935 mehr oder weniger freiwillig eingliedern. Zur Zeit der Jahrhundertwende bildeten sie aber auch ohne Dachorganisation ein locker verwobenes Netz von Gleichgesinnten.

Vereint waren sie im Glauben, dass die Gesellschaft der Zukunft eine gesündere sein werde als das damalige Deutschland des wilhelminischen Kaiserreichs. Daran hatten sie keinen Zweifel, weil sie von ihren eigenen Ideen vollkommen überzeugt waren. Vom Zukunftspessimismus der Ökologiebewegung des 20. Jahrhunderts war noch nichts zu spüren. Doch jeder träumte ein wenig anders: Für die Vegetarier war die Gesellschaft der Zukunft ein vegetarischer Staat, dessen Bürger sich rein pflanzlich, also vegan ernährten. So stellten sie sich das Jahr 2000 oder eine nicht näher bezifferte kommende Zeit vor: ohne Krieg, ohne Krankheiten, ohne Knechtschaft, ohne Viehzucht.

Bis es so weit sein würde, musste man heilen und kitten, wo es eben möglich war. In den Naturheilanstalten wurde die naturgemäße Lebensweise praktisch als All-inclusive-Paket und in Reinform angeboten – für eine Auszeit, zur Genesung nach einer Krankheit, für eine Fastenzeit. Während der Kur lebten viele Gäste vegan oder doch annähernd vegan, je nachdem, welche Ernährungsweise der jeweilige Sanatoriumsinhaber für die gesündeste hielt.

Einige Leiter solcher Heilanstalten brachten es zu einer gewissen Bekanntheit – auch über die Kreise der Lebensreformer hinaus. Es kamen ja auch nicht nur Gäste mit Mitgliedsausweis eines Vegetarier-Vereins, sondern auch Kurbedürftige, die bisher nicht viel mit

Gesundkost in Berührung gekommen waren. John Harvey Kellogg zum Beispiel wurde nicht erst durch seine Cornflakes berühmt. Er führte schon seit den siebziger Jahren des 19. Jahrhunderts sein Sanatorium in Battle Creek, Michigan – T.C. Boyle hat einen amüsanten Roman darüber geschrieben, in dem der Reinheitskult der Lebensreformer von einer anderen Seite als jener der reinen Pflanzenkost betrachtet wird: In »Willkommen in Wellville« von 1993 beschreibt der amerikanische Romanautor, satirisch überzeichnet, eine Fixierung des Sanatoriums-Chefs auf Klistiere und Einläufe, also die tägliche Darmreinigung, die alle Schlacken herausspült – ein für manche Lebensreformer, wenn man Boyle Glauben schenken mag, annähernd erotisches Vergnügen.

In Deutschland wurde besonders der Schweizer Sanatoriumsarzt Maximilian Bircher-Benner verehrt, ein Mann mit runder Brille und Vollbart, der eine Kuranstalt in Zürich betrieb. Weit über seinen Tod im Jahr 1939 hinaus erschienen etwa in den Kundenzeitschriften der Reformhäuser Artikel über ihn und seine »Sonnenlichtnahrung«. Am bekanntesten war schon zu seinen Lebzeiten das Bircher-Müesli, das seine Patienten bekamen. Bis heute schreiben und sprechen die Schweizer das Müesli mit dem »e« nach dem »ü«, während es im Deutschen einfach Müsli heißt. Bircher-Benner ließ es fast nur aus frischen Früchten und Getreide herstellen, dazu kamen ein Schuss Zitronensaft und ein wenig Kondensmilch. Kochbuch-Autorin Clara Ebert schrieb 1927: »Zu der Herstellung der Bircher-Diätspeise, des sogenannten ›Bircher-Müsli‹ verwendet man am besten die gezuckerte kondensierte Milch Marke ›Milchmädchen‹ der Linda-Gesellschaft in Lindau, die im Gegensatz zu der ungezuckerten evaporierten Milch, der die Vitamine und Mineralsalze fehlen, eine lebensfrische Milch darstellt, die sämtliche Vitamine der Frischmilch enthält.«

Das Müsli des Schweizers war zwar nur fast vegan, aber doch deutlich veganer als die meisten Müslis heute, über die ganz überwiegend reichlich Milch, Buttermilch, Dickmilch oder Joghurt geschüttet wird. Für Bircher-Benner waren jene Lebensmittel am wertvollsten, aus denen der Mensch die größte Menge Sonnenenergie ziehen könne: alle ungekocht genießbaren Pflanzenteile. Diesen schrieb seine Ernährungslehre den höchsten »Sonnenlichtwert« zu.

Nicht dazu zählte er rohe Milch und rohe Eier. Von beidem sollten Erwachsene (auch in gekochtem Zustand) nur wenig zu sich nehmen, weil Milch und Eier nicht für den Menschen bestimmt seien, sondern für die Tiere selbst – zur Aufzucht ihrer Jungen oder zur Fortpflanzung.

Der »Jungborntisch«

Eine der bekanntesten Naturheilanstalten in Deutschland selbst war die von Adolf Just im Harz: der Jungborn. Die Gäste lebten in weitgehend offenen Lichtlufthütten, die allesamt Namen trugen – Franz Kafka, der seinen Aufenthalt in seinem Tagebuch festhielt, berichtete: »Mein Haus heißt Ruth.« Die Besucher konnten nackt herumlaufen, nur zu Sprechstunde beim Sanatoriumsleiter und zu den Mahlzeiten war Kleidung Pflicht. Von den Bädern berichtet Kafka: »Alles, bis auf mich, ohne Schwimmhosen.« Außerdem gab es Lehm- und Erdumschläge oder gleich ganze »Eingrabungen«. Die Kost war fast vegan, sie bestand vor allem aus Nüssen und Früchten. Just stellte es seinen Kurgästen frei, die »volle reine Fruchtdiät« zu bekommen oder eine weniger strenge Diät, bei der zu den Früchten auch Milch, Butter, Brot, Kartoffeln, Gemüse, Salate und Kompott gereicht wurden. Just wusste, dass es den Leuten schwer fiel, allein von rohem Obst zu leben. Ihm war wichtig, dass sich niemand dazu zwang oder sich mit Vorwürfen quälte, wenn er es nicht hinbekam. Die naturgemäße Ernährung durfte keinesfalls auf Kosten einer heiteren Stimmung gehen. Die Fruchtesser sollten nicht untereinander hadern, wer wie streng lebe – dieses Phänomen findet sich bis heute zwischen Vegetariern und Veganern. Und auch Fleisch- und Fruchtesser sollten einander, so sah es Just, in Ruhe lassen. »Das Essen sei also eines jeden eigene Sache.« Mit dieser Meinung stand der Sanatoriumsleiter um die Jahrhundertwende allerdings ziemlich alleine da. Denn die meisten anderen Vegetarier gehörten zur Lebensreformbewegung, und die war eben nicht bloß als Veränderung des jeweils eigenen Lebens gedacht, sondern zugleich als Reform der ganzen Gesellschaft. Und die war nur möglich, wenn genug Fleischesser zum Vegetarismus oder, besser noch, gleich zur reinen Pflanzenkost bekehrt würden.

Die Zeitschrift »Der Mensch« nannte das Leben im Jungborn 1904 »radikal naturgemäß«. Der Autor berichtet, dass die Ernährung fast ausschließlich aus Rohkost mit wenig gekochtem Gemüse zur Mittagszeit und wenig Milch bestanden habe. »Natürlich ist Fleisch, Alkohol, Kaffee, auch Salz ausgeschlossen.« Über die drei Mahlzeiten am Tag heißt es: »Es gibt einen eigenartigen Anblick, so die langen Tafeln zu sehen mit den gefüllten Schalen von Nüssen, Beeren, Pflaumen, Äpfeln, Birnen, nur selten unterbrochen durch ein einzelnes Glas Milch und einen Teller Schrotbrot.«

Adolf Just gab in seinem 1901 in vierter Auflage erschienenen Buch »Kehrt zur Natur zurück« einen noch etwas genaueren Überblick darüber, was auf dem »Jungborntisch« alles fehlte. Neben Fleisch und Reizmitteln waren das auch Eier, Suppen, Mehlspeisen, Pudding, Gebäck, Fruchtgelees und Honig, Hülsenfrüchte, Reis, Haferflocken und Linsenkoteletts – also viele Dinge, die bei den aus Justs Sicht »alten Vegetariern« beliebt gewesen waren. Es sind auch in etwa die Speisen, die den geschäftsreisenden Vegetarier Reinhold Riedel in den Veganismus getrieben hatten. Pilze, Kartoffeln und Brot gab es im Jungborn nur »sehr eingeschränkt«. Anders als viele andere Vegetarier, die gern exotisches Obst und Trockenfrüchte aus den Kolonien aßen, legte Just auch Wert darauf, dass es im Jungborn »nur hiesige Früchte« gab.

Just glaubte zu beobachten, dass die Zeit der »alten Vegetarier«, die aus seiner Sicht zu wenig Frischkost verzehrt hatten, zu Ende ging. Anders als der skeptische preußische Sozialdemokrat Haenisch meinte er sogar, dass auch die nichtvegetarische Bevölkerung allmählich erkannte, was gesund war: »In letzter Zeit haben die Menschen überall schon wieder mehr als vor Jahrzehnten Wert auf Gemüse und auf Obst gelegt, diese sonst verachteten Sachen sind wenigstens vielfach mit auf den Tisch gebracht. Hauptsächlich wird das Obst jetzt nicht mehr als wertlos unbeachtet gelassen.« Da mag aber auch ein wenig sein Wunschdenken eine Rolle gespielt haben – und auch der Traum, mit seinen Ideen schon etwas bewirkt zu haben. Denn Just hatte eben doch eine Mission, auch wenn er behauptete, jeder solle nach seinem Geschmack essen: »Ich möchte nun hiermit der Menschheit in ihrem dunkelen Ahnen und Suchen bei der Ernährung einen deutlichen Weg gezeigt haben, den sie gehen kann.«

Der Patient Max Monsky besuchte den Jungborn im Sommer 1901. Adolf Just brachte ihm bei, wie er seine Ernährung auf die Obst- und Nussdiät umstellen konnte. Monsky blieb drei Wochen und fühlte sich, so erinnerte er sich zumindest Jahre später in seinem Buch »Zur Ernährungs- und Gesundheitsfrage«, danach wie neugeboren. Er verlor auch zehn Kilo Fett und gewann umso mehr an geistiger Frische und Leistungsfähigkeit hinzu. Weil ihm das so gut tat, blieb Monsky nach der Kur dabei – angeblich vier Jahrzehnte lang. »Der Jungborn will eben keine eigentlich Kuranstalt, sondern geradezu eine Lebensschule für naturgemäße Lebensweise sein, in der man lernen kann, wie man leben soll, um gesund zu werden und gesund zu bleiben.«

Als Monsky sich 1923 den Typhus zuzog, führte er es nur auf seine Ernährungsweise zurück, dass er nicht daran starb. »Auch konnte ich soeben trotz meiner 64 Jahre eine komplizierte Bruchoperation gut überstehen und mich von den Nachwehen schnell erholen.« Ein typischer Veganer: Wie so viele führte der Mann seine Gesundheit auf seine Ernährung zurück – und schrieb darüber.

Adolf Just hatte einen achtzehn Jahre jüngeren Bruder, Rudolf. Der schrieb 1931 den Aufsatz »Das Geheimnis der Gesundheit«, der 1938 in seinem Buch »Vom Segen eines einfachen Lebens« erschien; da war Adolf Just schon seit zwei Jahren tot. In dem Text findet sich eine schöne Beschreibung der naturgemäßen Lebensweise: »Das Geheimnis der Gesundheit liegt darin, dass wir nur das anwenden, was uns die Natur unmittelbar gibt: Wasser, Erde, Sonne und Luft, und endlich darin, dass wir, soweit es in unserer Zeit überhaupt noch möglich ist, nichts anderes essen, als das, was die Natur für uns bereit hat, Beeren, Obst und Nüsse, als notwendige Übel und Hilfsspeisen noch Salate, Gemüse, Kartoffeln, Brot, Nussbutter u. a. Der erwachsene Mensch braucht kaum noch Milch und nicht täglich Milchprodukte; ebenso soll er den Genuss von Eiern mehr einschränken.«

Der jüngere Just war also kein strikter Veganer, sah den häufigen Verzehr von tierischen Produkten aber doch skeptisch. Er selbst wurde mit sechzehn Jahren zum Fruchtesser, wobei er die Früchte nur in roher Form verzehrte. Wie die meisten Fruchtesser zählte er auch Nüsse zu den Früchten. In dieser Zeit, es waren die frühen 1890er Jahre, zog Rudolf auch in eine Wohngemeinschaft in Braunschweig – mit seinem 34 Jahre alten großen Bruder. Die Jungborn-Gründung stand noch bevor: Adolf eröffnete das Haus im Harz 1895. Die beiden jungen Männer ernährten sich in ihrer WG anfangs radikal einseitig, beobachteten sich aber dabei genau und lernten ihre Körper immer besser kennen.

»Mein Bruder mietete eine eigene Wohnung, in der wir viele Jahre vorwiegend von Beeren, Obst und Nüssen lebten und nur zwei Mahlzeiten am Tage aßen (Morgenfasten). Ich entwickelte mich bei dieser Ernährung außerordentlich gut.« Aber Rudolf Just berichtet auch von Ausbrüchen aus dieser strengen Diät: Nach einer kargen Abendmahlzeit aus Obst und Nüssen machte er mit einem Freund eine Wanderung vor die Tore der Stadt. Davon bekam er solchen Hunger, dass er in einem kleinem Laden zwei dicke Scheiben Landbrot mit Butter und Harzer Käse verzehrte.

In jener Nacht dürfte Just ein ziemlich schlechtes Gewissen gehabt haben, nachdem er sich derart den Bauch »vollgeschlagen« hatte – und dann auch noch mit Tierprodukten. Später fand er, solche Ausnahmen seien durchaus gestattet. Ja, Rudolf hatte bemerkt, dass sein Körper manchmal eben auch nach tierischer Kost verlangte, wobei Butter und der magere Sauermilchkäse ja im Vergleich etwa zu Fleisch aus Vegetarier-Sicht harmlosere Tierprodukte sind. Übertreibungen bei der Diät lehnte auch der ältere Just ab, als er einige Jahre später zum etablierten Sanatoriumsbetreiber geworden war.

Pflanzenkost auf dem Berg der Wahrheit

Der gereifte Rudolf kritisiert denn auch rückblickend in seiner Schrift einen Konkurrenten des großen Bruders: Henri Oedenkoven, einen Belgier, der auf dem Monte Verità bei Ascona im Tessin eine jungbornähnliche Anstalt gegründet hatte. Anders als beim Jungborn gab es um Oedenkovens Haus herum aber noch eine ganze »vegetabile Cooperative«: eine kleine Vegetariersiedlung, in der Leute wohnten, die sich dem wahrhaftigen Leben verschrieben hatten – deshalb hatten sie auch den Berg umbenannt, nachdem sie das Land dort oben erworben hatten. Vorher hieß der Berg der

Wahrheit Monte Monescia, eine Bezeichnung, für die auch dicke Italienisch-Wörterbücher keine Übersetzung anbieten. Schrecklich hoch war der Hügel mit dem erhabenen neuen Namen nicht, nur gut über 300 Meter. Aber das Projekt wurde rasch bekannt, was auch an den illustren Gestalten lag, die sich dort dauerhaft oder als Gäste tummelten. Und natürlich an der extremen Lebensweise, die Oedenkoven propagierte. Rudolf Just lästert rückblickend: »Er nahm nie etwas vom Tier und nie etwas Gekochtes oder Zubereitetes; er verschmähte auch Milch, Butter, Brot, Eier, und meinte nur von rohem Obst und Nüssen leben zu können. Er sammelte einen Kreis junger Menschen um sich, die ein Gelübde tun mussten, nie wieder im Leben etwas Gekochtes und nie etwas vom Tier zu essen.« In jüngeren Jahren war Rudolf allerdings selbst vom Monte Verità fasziniert: »Ich war damals zwanzig Jahre alt und sollte mich auch diesem Kreise anschließen.« Rückblickend bekundet er aber: »Indes ich fühlte heraus, dass dieses Tun ein Fehlschluss sei.« Und dann fällt das Wort »Fanatismus« – ein Vorwurf, der Veganern immer wieder gemacht wurde und wird.

Der Schriftsteller Erich Mühsam war mehrmals bei dem belgischen Fanatiker zu Gast, das erste Mal 1905. In dieser Zeit entstand sein spöttischer »Gesang der Vegetarier«, in dem es heißt: »Wir hassen das Fleisch, ja wir hassen das Fleisch und die Milch und die Eier und lieben keusch.« Und in einer anderen Strophe: »Wir essen Salat, ja wir essen Salat und essen Gemüse von früh bis spat.« Die Vegetarier, die Mühsam auf dem Monte Verità kennenlernte, lebten offenbar tatsächlich rein vegan – zumindest für die Zeit ihres Aufenthalts bei Oedenkoven.

In einem anderen Text berichtet Mühsam, wie es ihm kurz nach der Jahrhundertwende in seiner nach vorne hin offenen »Lufthütte« zwischen all den Rohköstlern erging: »Von früh bis spät kaute ich nun Äpfel, Pflaumen, Bananen, Feigen, Wal-, Erd- und Kokosnüsse – es war schauderhaft, und ich fühlte meine Kräfte schwinden.« Das sah nicht jeder so negativ. 1909 berichtete ein anderer Besucher des Monte Verità, der ansonsten auch Fleisch aß, in der »Vegetarischen Warte« über die rein pflanzliche Kost: »Trotzdem ich vorher nie vegetabilisch lebte, und trotzdem ich auch heute noch nicht von der strikten Notwendigkeit und der allgemeinen Durchführbarkeit des Vegetabilismus überzeugt bin, habe ich mich doch überraschend schnell an diese Nahrungsweise gewöhnt und nie auch nur das geringste Verlangen nach der gewohnten Verpflegung getragen. Die drei Mahlzeiten des Tages brachten eine solche überraschende Abwechselung in der Speisenfolge, dass sie den Gedanken an die Fleischkost gar nicht aufkommen ließen.«

Mühsam dagegen ging nach vierzehn Tagen zum Direktor und klagte, er gehe zu Grunde. Die Antwort sei gewesen: »Oh, das ist nur die Krise, die muss jeder durchmachen.« Was denn sei, wenn er die Krise nicht überstehe und auf der Strecke bleibe, wollte der Schriftsteller wissen. Oedenkoven habe streng geschaut und geantwortet: »Das kann ja sein; aber dann ist gar nichts an Ihnen verloren!« Mühsam stieg, so behauptet er jedenfalls, daraufhin vom Berg der Wahrheit hinab und setzte sich unten im Dorf »in eine solide Osteria«. Er bestellte ein Beefsteak und einen halben Liter Wein, danach rauchte er eine dicke Zigarre. »Nie hat mir eine Mahlzeit so geschmeckt, nie mich eine so gekräftigt und dem Leben gewonnen.«

Anstaltsleiter Oedenkoven lebte mit Ida Hofmann zusammen, einer Pianistin und Musiklehrerin. Auch sie war 1900 eine der Gründerinnen der »Vegetabilischen Cooperative« auf dem Monte Verità. Außer ihr und Oedenkoven gehörte noch Gustav Arthur Gräser dazu, der sich auch Gusto Gräser nannte. Er sah von allen am meisten so aus, wie sich die meisten Leute einen echten Naturapostel vorstellten: Gräser hatte einen langen, zotteligen Vollbart und hüllte sich in helle, bodenlange, grobe Gewänder. Dauerhaft auf dem Berg lebten auch Gräsers Bruder Karl und Ida Hofmanns Schwester Jenny, außerdem Lotte Hattemer, »eine leicht überdrehte Bürgermeisterstochter«, als welche sie offenbar von den anderen wahrgenommen wurde.

Ida Hofmann verfasste 1905 im Selbstverlag eine Kampfschrift mit dem Titel »Vegetabilismus! Vegetarismus!«, eine Druckerei im Tessin übernahm die Vervielfältigung. In diesen »Blättern zur Verbreitung vegetarischer Lebensweise« posaunte die Pianistin heraus, dass es überhaupt keinen gesundheitlichen Grund dafür gebe, Tierprodukte zu essen: »Der beobachtende u. untersuchende Mensch muss zugestehen, dass keinerlei Notwendigkeit zur Erhaltung des

Körpers durch Fleischnahrung im besondern, und durch tierische Produkte im allgemeinen vorhanden ist.« In der Schrift geht es (mit eigenwilliger Zeichensetzung) zunächst um die von Gewalt, unsäglicher Mode und Krankheit beherrschte Zeit. Doch die kämpferische Musikerin sah einen Ausweg: den Weg der Reinheit, den sie gleichzeitig als ganz natürlich, der menschlichen Natur entsprechend empfand: »Vegetabilismus (auf deutsch Pflanzenkost) heißt das erlösende Wort der Gegenwart. Unter dem Zeichen der Planzenkost (sic) steht der wirklich fortschreitende Mensch von heute mit Bezug auf seine Nahrung – durch sie fördert er Körper und Geist in gleicher Weise – durch sie gelangt er zum Vegetarismus. Aus der natürlichen, aus einer Nahrung welche keiner künstlichen Reize zu ihrer Genießbarkeit bedarf, erfolgt die ganz selbstverständliche Loslösung von Alkohol, Tabak, Kaffee, Kakao, sowie von allen Gewürzen welche man schließlich als Gifte betrachten lernt und deren Gebrauch daher den stärksten Widerwillen in uns erwecken wird.«

In jedem »Tierleichnam« entwickelten sich Giftstoffe »schwerster Art«, und es widerstrebe dem Instinkt, sie zu verzehren – da ist es wieder, das beliebte Argument der Veganer: »Jedes Kind greift freudig nach Obst; an den Genuss von Fleisch gewöhnt es sich mit großem Widerwillen.« Wie viele andere frühe Vegetarier zog auch Hofmann die Vorfahren des modernen Menschen als Beweis heran: »Der ursprüngliche Mensch war nicht blutdürstig und zu harmlos um seine Nahrung auf diese Weise zu suchen, sondern er bediente sich, eventuell dem Beispiele des Tieres folgend desjenigen, was um ihn her wuchs.« Dieses Argument spielt inzwischen keine Rolle mehr, was damit zusammenhängen mag, dass Wissenschaftler davon ausgehen, dass auch die Frühmenschen schon Fleisch verzehrt haben, manche bringen auch das Gehirnwachstum des Menschen damit in Verbindung. Es gibt sogar Hinweise darauf, dass schon der afrikanische Vormensch Australopithecus Fleisch mochte – dann würden die Menschen und ihre Vorfahren seit mehr als zwei Millionen Jahren tote Tiere essen.

Anders als andere setzte Hofmann aber nicht allzu sehr auf das Urmenschen-Argument, denn »nicht in der Vergangenheit finden wir das für uns jeweilig Richtige«. Sie forderte stattdessen zu einem genussvollen Veganismus auf, der irgendwann so verinnerlicht werde, dass der Körper nach nichts anderem mehr verlange: »Greifet zu dem was die Natur Euch in reinstem Zustand bietet, zu Gemüsen und zu Früchten, deren Kultur ja eine Lust bedeutet. Ist Euch solche Nahrung zur Gewohnheit geworden, dann verschwindet von selbst das Verlangen nach all den Giften, welche Ihr Eurem Organismus so unbarmherzig einimpft.«

Ida Hofmann beschäftigte sich außerdem mit einer in ihren Augen auch »von Pflanzenessern« der damaligen Zeit »wenig gewürdigten Frage« – womit sie unbedingt Recht hatte. Die wenig beachtete Frage lautete: »Mit welchem Begründungsrecht schließen die meisten Pflanzenesser das Fleisch als tierisches Produkt aus und nicht auch tierische Produkte wie Milch, Butter, Käse und Eier?« Hofmann näherte sich einer Antwort, indem sie weitere, allerdings rhetorische Fragen stellte: »Ist die Kuhmilch nicht vielmehr als Nahrungsmittel für tierischen Nachwuchs, das Ei nicht als Keim neu zu entstehenden tierischen Lebens zu betrachten? Besitzt der Mensch nicht selbst Organe zur Erhaltung seines Nachwuchses?« Sie schreckte auch vor drastischen Bildern nicht zurück: »Gedankenlos heben wir uns über die Lächerlichkeit der Vorstellung eines Menschen hinweg, der sich selbst an das Euter der Kuh legt, um ihm seine Nahrung zu entnehmen. Nur der Umstand, dass wir in ganz unrichtiger Weise auch hier wieder Diener zur Pflege und zum Melken der Kuh bezahlen, ermöglicht uns den Milchgenuss, dessen Selbstbeschaffung uns sicherlich mit Widerwillen erfüllen würde.«

Natürlich durfte auch ein Hinweis auf die angeblich in Milchprodukten und Eiern enthaltenen Krankheitserreger nicht fehlen. Peter Andries, ein anderer strenger Vegetarier, warnte 1893 in seinem Buch »Der Weg zum Paradies« sogar davor, sich durch Kuhmilch-Konsum die Tuberkulose einzufangen. Die Tradition, die Kuhmilch als Überträger zahlreicher Krankheiten zu sehen, setzten einige Veganer auch im 20. Jahrhundert fort, als das Verfahren der Pasteurisierung längst erprobt war.

Hofmann dachte, ganz wie der geschäftsreisende Veganer Reinhold Riedel, »vom Magen her«. Für den sei die »ganz unerträgliche Mischung von Obst und Milch« eine Zumutung. Außerdem schadeten Butter und Käse dem Magen durch das Kasein, das im Gärungsprozess entsteht. Eier schließlich übten »eine reizende Wirkung aus und vermehren nach Haigs Untersuchungen die Harnsäure im Blute, deren Bildung unter allen Umständen zu verhüten ist«. Haig, das war Dr. Alexander Haig, ein englischer Arzt. Seine Harnsäure-Studien zitierten Vegetarier, die etwas gegen Eier hatten, noch viele Jahrzehnte später. Gegen Milch hatte Haig allerdings nichts einzuwenden, weshalb seine Forschungsergebnisse vor allem von den Verfechtern einer lakto-vegetabilen Kost herangezogen wurden.

Besonders begeistert von Haig war der schwedische Ernährungsreformer Are Waerland, mit dessen »Waerlandkost« sich auch viele deutsche Lebensreformer in den 1950er Jahren ernährten – sie nannten sich sogar »Waerlandisten«. Diese Diät verbot wegen der Gefahr der Übersäuerung Fleisch, Fisch, Eier, Zucker und Salz, besonders empfohlen wurden Rohkost und ein von Waerland erfundener Getreidebrei namens Kruska.

Zum genussbetonten Veganismus Ida Hofmanns passt auch, dass sie sich fürs Kochen mit einem modernen Gerät aussprach, das gerade erst auf den Markt gekommen war: dem Reformkocher. Ihn hielt sie für sinnvoll, weil mit seiner Hilfe »nicht absolut geschmacklose Speise als anderes Extrem« aus der pflanzlichen Ernährung folge. Die Verfechterin des Veganismus wollte also nicht radikal sein in dem Sinne, dass sie dem strikten Speiseplan alles andere unterordnete, auch die Lust am Essen.

Die Küche ist die Apotheke

Der Mann, der den Reformkocher erfunden hatte, hieß Justus Oscar Peterson, weswegen das Gerät als »Peterson's Reformkocher« vertrieben wurde, offenbar ausschließlich durch das Emaillierwerk Ludwig Schneider in Oos bei Baden-Baden. Ida Hofmann beschrieb den Reformkocher, mit dem man sogar Brot und Kuchen backen konnte, genau: Er schloss vollkommen nach außen ab, wurde auf einen Petrol- oder Gasofen gestellt, und man konnte damit »Gemüse, Obst, Hülsenfrüchte und Zerealien ohne jegliches Umrühren, Gefahr des Anbrennens oder Überlaufens gar kochen oder dünsten lassen«. Kurz vor dem Anrichten konnte man noch Zucker oder Nussbutter hinzufügen (wohlgemerkt nicht etwa Honig oder Kuhbutter). Ida Hofmann war sich sicher: Der Reformkocher könnte ohne Zweifel den bisher üblichen Spar- oder Kochherd ersetzen.

Ida Hofmann war aber nicht nur Veganerin, sondern auch Feministin. Ihre Schrift richtete sich vor allem an Frauen, es ging ihr um eine »Loslösung vom Manne« im Sinne der Unabhängigkeit. Am Ende ihrer Schrift kündigt Ida Hofmann ein rein vegetabilisches Kochbuch für das Jahr 1905 an. Es erschien allerdings nie. Bis zum ersten deutschen Vegan-Kochbuch sollten noch fast sechzig Jahre vergehen: Käthe Schüder veröffentlichte es 1962.

Der Reformkocher-Erfinder Peterson hatte 1894 das Werk »Die Küche der Zukunft. Grundgesetzliches für Kochpraxis und Lebensmittellehre« veröffentlicht. Wie Ida Hofmann meinte auch er, dass Tierprodukte für die Gesundheit nicht nötig seien. Und auch er wollte eine andere Gesellschaft schaffen: »Wir können an unserem angefaulten Gesellschaftskörper die moralische Fäulnis wegschneiden und ihm gesunde Säfte einimpfen durch die Nahrung; denn der, welcher Geschmack für gesunde Nahrung bekommen hat, verliert auch den Geschmack für Ausschweifungen (...). Die Küche ist die Apotheke, die Hausfrau der Arzt der Zukunft – für den einzelnen sowohl wie für die Gesamtheit.« Der Hausfrau gab Peterson noch den Hinweis, sie trage Verantwortung für das, was in ihrer Küche geschehe: »Der Zusammenhang zwischen der Küche auf der einen Seite und zwischen Gesundheit und Krankheit auf der anderen Seite ist so handgreiflich, dass es nicht mehr als einer bloßen Andeutung bedarf. Überlasse deshalb nicht eine so bedeutungsvolle Aufgabe wie die Zubereitung einer gesunden und heilsamen Nahrung unkundigen und gedankenlosen Dienern. Prüfe, wähle, ordne selbst die Speisen an, wie du sonst für dein Heim prüfest, wählest und anordnest.«

Denn bisher erzeugten »unsere Küchenjungfern eine reine Sahara mitten im nordischen Winter; nur der Flugsand fehlt, um die Illusion vollständig zu machen«, anstatt nur so viel zu feuern, wie für die Zubereitung der Speisen nötig sei. (Adolf Just, der Sanatoriumsbetreiber aus dem Harz, beobachtete etwas Ähnliches bei den alten Vegetarierinnen, die »unaufhörlich an ihrem Feuerherde« standen und »brieten, schmorten, kochten«.)

Peterson empfahl der modernen Hausfrau, wie sollte es auch anders sein, das Dampfkochen mit dem Reformkocher. Er selbst war kein Vegetarier, aber der Ansicht, die Beilagen müssten die Hauptsache und das Fleisch die Nebensache beim Essen sein. Der Rezeptteil in seinem Buch beginnt mit Brot, Pudding und Breien, es folgen die »Leguminosen« (Erbsen, Bohnen, Linsen), Wurzelgemüse und Blattgemüse, sodann Obst und Suppen. Dann erst geht es ums Fleisch, was Peterson zu einer Beschreibung des Vegetarismus nutzt. »Wir sind nun bei der Mastkost angelangt. Wir brauchen sie nicht, sondern was wir brauchen, ist Kraftkost + Zukost und nichts mehr. Aber der Mensch will nun einmal gern ein kleines Extra zu dem täglichen Brod haben und verschafft sich dieses Extra im Ei, in Butter, in dem Käse oder in dem Fleisch. Die Vegetarier, insoweit sie sich der Mastkost bedienen, halten sich an Ei, Butter (Nüsse) und Käse: verzehre nichts, was Leben gehabt hat, ist ihre Losung. Die weniger Gewissenhaften von ihnen essen auch das Fleisch von kaltblütigen Tieren (Fische). Die anderen Menschen, welche nicht so engherzig sind, lachen über solche Bedenklichkeiten und wirtschaften weiter als Würgeengel unter dem Getier, was da kreucht und fleucht. Aller Luxus ist schädlich, so auch das Zuviel in der Mastkost.«

Nach Lektüre des Kochbuchs ist klar: Auch wenn Peterson Tipps zur schonenden Zubereitung von Fleisch gibt, reichte vegane Kost aus Sicht des Dampfkocher-Erfinders völlig aus, um gesund zu bleiben: »Die Leguminosen sind für den Menschen, was der Hafer für das Pferd ist.« Peterson hatte zwei große Ziele: das große Braten in den Küchen zu beseitigen und mit Hilfe des Reformkochers eine gesündere Gesellschaft zu schaffen. Wie er diese beiden Ziele mit gleicher Verve vortrug, das ist typisch für die Reformer jener Zeit. Sie waren immer zwischen Theorie und Praxis unterwegs, zwischen Anspruch und Wirklichkeit, zwischen Weltverbesserung und Erbsensuppenrezept.

Der Garten Eden in Theorie und Praxis

So war es auch in einer anderen vegetarischen Siedlung, etliche hundert Kilometer vom Monte Verità entfernt. Dieses Projekt war sogar noch ein paar Jahre älter als das von Henri Oedenkoven. Eine

Heilanstalt gab es dort nicht, dafür war die Siedlung größer und das Denken der Siedler von Anfang an pragmatischer, weniger künstlerisch als in der Kommune im Tessin.

Die Rede ist von der Eden-Siedlung in Oranienburg bei Berlin, im Mai 1893 im vegetarischen Speisehaus »Ceres« in Berlin als Genossenschaft gegründet. Die Idee der Gründer der »Vegetarischen Obstbau-Kolonie Eden eGmbH« war, dass sich Vegetarier zusammenschlossen, um auf genossenschaftlichem Boden Obst anzubauen und es selbst zu vermarkten. Zu diesem Zweck kauften die Vegetarier eine Schafsweide bei Oranienburg. Deren sandiger Boden war erst nach ausgiebiger Düngung mit dem an Pferdeäpfeln reichen Berliner Straßenkehricht fruchtbar genug, um so viele Erdbeeren hervorzubringen, dass sich die Anschaffung einer gemeinschaftlichen Obstverwertungsanlage lohnte. Von 1912 an wurden damit Kompotte, Gelees und Marmeladen hergestellt – in Eden wuchsen auch Stachelbeeren, Himbeeren, Kirschen, Äpfel, Quitten und Hagebutten.

Ganz am Anfang lebten die Edener in Gemeinschaftsunterkünften, doch bald bauten sie sich eigene Häuser auf ihren Heimstätten, die sie für den geringen Zins von 24 Mark im Jahr pachteten. Dazu gossen sie direkt in der Siedlung große Zementblöcke mit Hohlräumen nach einem Verfahren, das sich der Architekt Gustav Lilienthal ausgedacht hatte. Der Bruder des Flugpioniers Otto Lilienthal half ihnen, mehrere Siedlungshäuser und Gemeinschaftshäuser zu errichten. Sie sahen trotz der zweckmäßigen Bauweise wohnlich, sogar ganz gemütlich aus. Das lag allerdings auch daran, dass nachträglich Ziegelwände und Holzverkleidungen vorgemauert wurden, denn Lilienthals patentierte Steine isolierten ziemlich schlecht.

In den ersten Jahren durften nur Vegetarier solche Heimstätten errichten und in die Genossenschaft eintreten. Am Anfang war auch jegliche Tierhaltung in der Obstbausiedlung untersagt, die als Früchte-Paradies geplant war. Das Verbot muss folglich auch für Hühner und Bienen gegolten haben, nicht nur für Schlachtvieh, wie es später in Eden der Fall war. Insofern waren die ersten Edener zumindest auf dem Papier Veganer. Schon wenige Jahre später allerdings war der Eden-Honig ein wichtiges Exportprodukt der Siedlung. Und während es die Siedlung und die Genossenschaft trotz

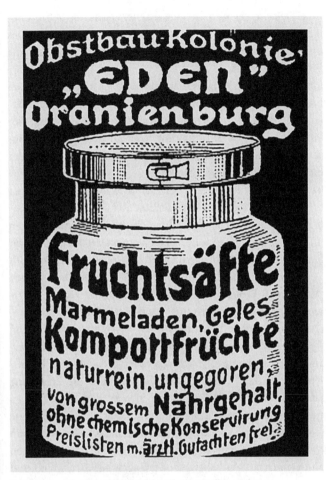

Erdbeeren und mehr: Werbebild der Obstbausiedlung Eden bei Oranienburg von 1908

zahlreicher Streitigkeiten und roter Zahlen immer noch gibt, ist der Vegetarismus schon im Jahr 1901 wieder aus der Satzung verschwunden: Es fanden sich einfach nicht genug Vegetarier, die den Garten Eden mitgestalten und mitfinanzieren wollten. Zunächst durften Fleischesser nur als zahlende Mitglieder in die Genossenschaft eintreten, sehr bald dann aber auch in Eden leben. Diese Spannung lebt in der Siedlung bis heute fort. Noch vor wenigen Jahren stritten dort junge Fleischesser und alteingesessene Vegetarier heftig über die Frage, ob ein Steakhaus in Eden einziehen dürfe oder nicht. Das Steakhaus kam, allerdings wurden dann vegetarische Gerichte in die Karte aufgenommen.

Schon in den 1920er Jahren wurde den Gästen Edens auch Fleisch aufgetischt. Im 1898 errichteten Edener Gasthaus und Erholungsheim gab es für Besucher und Kurgäste standardmäßig vier vegetarische Mahlzeiten am Tag, auf Wunsch aber ganz undogmatisch auch Fleisch oder reine Rohkost. Als Trinkkuren bot der Heimleiter Milch, Joghurt und Molke an.

Trotzdem blieb ein veganes Leben das Ideal mancher Bewohner der Siedlung und Mitglieder der Genossenschaft. Aber sie meinten, die Zeit sei noch nicht reif dafür – das hatten sie mit etlichen anderen Vegetariern gemeinsam. Einer von diesen Idealisten war ein Edener namens E. Frölich; die »Eden-Monatsschrift mit Bildern« verrät in der Ausgabe vom Juni/Juli 1932 leider nicht seinen vollen Vornamen. Frölich hielt als Programmpunkt zum 8. Internationalen Vegetarier-Kongress 1932 einen Vortrag. Die Großveranstaltung sollte erst im Juli stattfinden, der Vortrag war aber schon am 3. April, offenbar gab es eine Art Rahmenprogramm. Die Veranstaltung war vor allem für Nichtvegetarier gedacht. Das Thema: »Was lehren uns die Vernunft, das Gewissen und die Erfahrung über das Fleischessen?« Frölich sprach also zu den Fleischessern von jenem »vegetarischen Staate«, der zwar noch in weiter Ferne liege, aber einst kommen werde und kommen müsse. Da werde man »nicht nur kein Verlangen mehr nach Fleisch und den erwähnten Reiz- und Genussmitteln haben, sondern auch auf Eier, Milch und Milcherzeugnisse gerne verzichten«. Alles Land, das heute für die Schlacht- und Milchviehzucht, zum Anbau von Tabak, Braugerste, Hopfen und dergleichen diene, könne dann ausschließlich dazu verwendet werden, gesunde Nahrungsmittel zu gewinnen.

Der Edener berief sich auf den »englischen Volkswirtschaftler Carey«, der das schon vor hundert Jahren erkannt habe, also um 1830. Gemeint sein dürfte der amerikanische Nationalökonom Henry Charles Carey, der 1879 starb. Vielleicht machte der Vegetarier Frölich ihn unbewusst und kurzerhand zum Engländer, weil Engländer bei Themen rund um Vegetarismus und Veganismus als

Autoritäten galten. Carey jedenfalls habe »erklärt, dass die Menschen allmählich die tierische Nahrung durch Pflanzenkost ersetzen würden, und dass dies und das allgemein zu beobachtende Bestreben, für Gebrauchsgegenstände aller Art tierische Rohstoffe durch solche aus dem Pflanzen- und Mineralreich zu ersetzen, das Hauptkennzeichen einer fortschreitenden Kultur sei«.

Schon August Aderholdt hatte in den 1880er Jahren von einer »Übergangsstufe« gesprochen, auf der er Milch und Honig erlauben wollte, »wenn sie von guter Beschaffenheit sind«. Auf dieser Stufe bedürfe der Mensch auch noch der Wolle, zudem seien Tiere für die Arbeit nötig. Der Ernährungsreformer Gustav Simons aus Kassel, der Erfinder des Simonsbrotes, teilte ebenfalls die Vorstellung verschiedener Stufen des Fortschritts, der sich am Anteil der Pflanzenkost messen lasse. In der Zeitschrift »Der Mensch« erläuterte er 1905, wie seiner Meinung nach eine Volksküchenreform auszusehen habe. Die meisten Reformer, meinte Simons, seien sich im Wesentlichen einig darüber, dass eine vegetarische Ernährung ausschließlich aus frischen und eingemachten Früchten und Vollbrot eigentlich die ideale Volksernährung wäre; das entspricht der Vorstellung Gustav Schlickeysens, des Autors von »Obst und Brod«.

Aber auch Simons trennte zwischen einer perfekten Zukunft und dem, was in der Gegenwart möglich sei: »Diese Art ist vorerst nur von wenigen unserer Landsleute erprobt; ob dieselbe praktisch auch für solche, die streng arbeiten müssen, möglich ist, steht dahin.« Die übliche vegetarische Ernährungsweise, zu der außer Obst und Brot auch »Vollmehlspeisen«, Vegetabilien, deutsche Tees, Honig, Milch, Milchprodukte und Eier gehörten, werde »schon von vielen Tausenden geübt und hat damit ihre Daseinsberechtigung nicht nur erstritten, sondern ist aus ethischen, monetischen, gesundheitlichen, sozialen und nationalen Gründen die von der Allgemeinheit unseres Volkes anzustrebende Ernährungsart der Gegenwart und näheren Zukunft«. Die gemischte Kost mit ein- bis zweimal Fleisch pro Woche sei immerhin ein Fortschritt gegenüber der derzeit üblichen Art der Ernährung, die Simons »die heutige verwerfliche Ernährungsweise« nennt.

Simons beurteilte die gegenwärtige Lage nicht allzu positiv, zumindest, was die Mehrheit der Bevölkerung betraf. Die Utopie eines vegetarischen Garten Edens erschien ihm noch fern. Trotz des guten Beispiels einiger vegetarischer Haushalte, trotz Sanatorien, trotz vegetarischer Speise-Anstalten, trotz der vegetarischen, der Naturheil- und der Kneipp-Propaganda »sowie dem Wirken der physikalisch- diätetischen und homöopathischen Ärzte« sei, was die Allgemeinheit angehe, »vorläufig noch der durchschlagende Erfolg ausgeblieben«.

Eine Schule für vegane Leibsorgerinnen

Damit sich mehr Menschen dem Vegetarismus und dann am besten dem Ideal des Veganismus näherten, schlug Simons vor, »Leibsorgerinnen« an Lehrkochschulen auszubilden. Das Wort bildete er mit Sicherheit absichtlich analog zu den Seelsorgerinnen in kirchlichen Einrichtungen. Nach der Ausbildung sollten die Leibsorgerinnen wiederum als Multiplikatorinnen weitere Kurse leiten oder in einer noch zu gründenden, »das ganze Reich umspannenden Verkauforganisation« Reform-Speisen, Reform-Getränke, Reform-Literatur und Reform-Kleidung vertreiben. Andere würden in Sanatorien, vegetarischen Speisehäusern und Haushalten Stellung finden.

Der Ernährungsreformer nahm damit zwanzig Jahre vor Gründung der Reformhaus-Vereinigung einige von deren Ideen und Institutionen vorweg. 1930 verschmolz die 1925 gegründete Vereinigung deutscher Reformhäuser, seit 1927 in der Rechtsform einer Genossenschaft, mit dem 1929 in Eden gegründeten »Neuform, eingetragener Verein lebensreformerischer Unternehmen«. Sie nannte sich fortan »Neuform Vereinigung deutscher Reformunternehmen«. 1932 entstand dann eine private Fachschule für »Reformhausbesitzer, deren Angestellte und solche, die es werden wollen«. Wie der Name schon erahnen lässt, arbeitete sie eng mit der Neuform zusammen. Sitz war zunächst das Sanatorium des Naturarztes Karl Strünckmann in Blankenburg im Harz. Während der Lehrgänge wurde »neuzeitliche Verpflegung« angeboten, die vegetarisch, aber nicht vegan gewesen sein dürfte. Der Seminartag begann um 6:15 Uhr mit Gymnastik. In Blankenburg (und von 1933 an auch in Sobernheim an der Nahe) wurden also tatsächlich Multiplikatoren für die vegetarische Lebensweise ausgebildet – anders als in der

Vorstellung des Brotreformers Simons fehlte im Lernstoff aber der Veganismus als höchste Stufe der gesunden Ernährung.

Vom Jahr 1935 an wurden die Kurse von der gleichgeschalteten »Fachabteilung Reformhäuser« der »Fachgruppe Nahrungs- und Genussmittel« regional veranstaltet. Im Besitz des Frankfurter Reformhauses Boermel-Ernst finden sich die Unterlagen für drei Teilkurse des Jahrgangs 1938/39 im Taunus-Ort Oberstedten bei Frankfurt am Main, der heute zu Oberursel gehört. Das Hausarbeitsthema lautete »Die volkswirtschaftliche Aufgabe des Reformhauses«. Zur Abschlussprüfung, für die »ein Sonntagsanzug oder Sonntagskleid wünschenswert« war, mussten die Teilnehmer ein Herbarium mit wenigstens hundert blühenden Pflanzen anfertigen.

Indem die Kurse verstaatlicht wurden, wurde gleichzeitig der dort an die künftigen Multiplikatoren vermittelte Stoff standardisiert und verwissenschaftlicht; es ging nun viel mehr um das Verkaufen der Reformwaren als darum, die als richtig erachteten lebensreformerischen Ideen einer fleischlosen, weitgehend pflanzlichen Ernährung samt Gesellschaftsreform unter das Volk zu bringen.

Nach dem Krieg dauerte es bis 1956, bis wieder eine Reformhaus-Schule gegründet wurde, die den Verkäufern Wissen über eine ganzheitliche Ernährung vermitteln sollte. Die neue Schule nannte sich »Reformhaus-Fachakademie«, sie eröffnete in Oberursel-Oberstedten bei Frankfurt am Main. Seit 1992 nennt sie sich »Akademie für gesundes Leben«, sie bietet auch zahlreiche Aus- und Weiterbildungskurse an. Auch Nicht-Neuform-Mitglieder können sich dort als Kräuter-Erlebnispädagoge oder Fastenleiterin schulen lassen. Außerdem gibt es Seminare zu verschiedenen Themen rund um eine ganzheitliche Lebensweise.

Ganz oben auf der Liste stand Anfang 2016 ein neun Tage dauerndes Seminar, in dem es in drei dreitägigen Blöcken um das Thema »Der neue Trend: Vegan kochen!« ging. Vegan zu leben wurde beschrieben als »interessante Möglichkeit, Leben und Ernährung bewusst und ganzheitlich zu gestalten und zu genießen«. Doch der Veganismus werfe auch Fragen auf: »Bekommt man auch alle Nährstoffe, die man braucht? Ist vegan auch gesund? Worauf muss man verzichten?« Das steht in der Tradition der Reformhäuser, die stets vegetarisch waren, aber immer auch vegane Ware im Sortiment hatten. Sie sprachen sich in all den Jahrzehnten nach der Gründung der Neuform allerdings nie für den Veganismus aus – und anders als Gustav Simons auch nicht für das Ideal einer veganen Gesellschaft.

Die Erfindung der Pflanzenbutter

Um die Jahrhundertwende aber dachten viele Vegetarier wie der Brotreformer. Die »Vegetarische Warte« schrieb 1905, im selben Jahr wie Simons, die rein vegetabilische Ernährungsweise wäre auch für die gesamte Menschheit denkbar, was auch aus volkswirtschaftlicher Sicht befürwortet werde. Aber auch dieser Autor geht nicht davon aus, dass eine rein pflanzliche Volksernährung eine Sache der näheren Zukunft sein könnte. »Diesen Übergang aber zu der vegetabilischen Ernährungsweise kann der gemilderte Vegetarismus, d. i. die fleischlose Ernährungsweise (vegetabilische Kost neben Milch, Ei, Käse, Butter, Honig) darstellen und so gewissermaßen eine Brücke bilden.« Es verlange eben eine Reaktionszeit, bis der gemilderte Vegetarismus etabliert sei, und dann abermals bis zum »Vegetabilienessertum«. Der Mensch der Zukunft werde gezwungen sein, sich ausschließlich von Vegetabilien zu ernähren, wenn die Menschheit sich weiter in demselben Maße vermehre wie bisher. »Zahllose Menschen könnten sich von den vegetabilischen Nahrungsmitteln erhalten und würden körperlich und geistig vollkommen leistungsfähig sein, wenn die Viehzucht abgeschafft würde, also große Landflächen nicht mehr zwecks Erzielung von Viehfutter bebaut würden.« Für die Pflanzen auf den Feldern wird menschlicher Dünger statt des tierischen Düngers empfohlen.

Das Redenschwingen war das eine. Das andere waren Innovationen, die das Veganertum zumindest leichter, vielleicht auch etwas verlockender werden ließen. Eine dieser Erfindungen machte Friedrich Landmann, ein Arzt, der 1910 nach Eden-Oranienburg ziehen sollte, im Jahr 1908. In der Siedlung, deren Bewohner zu diesem Zeitpunkt seit knapp zehn Jahren nicht einmal mehr vegetarisch lebten, perfektionierte Landmann sein veganes Produkt: eine ungehärtete Pflanzenbutter. Sie kam bei den strengen Vegetariern gut an. Hergestellt wurde die Eden-Pflanzenbutter allerdings nicht in Oranienburg, sondern in einem Lebensmittelwerk in Duisburg.

Zuvor war es noch niemandem gelungen, die teure Kuhbutter, die auch viele Lebensreformer als ernährungsphysiologisch wertvoll ansahen, mit vergleichbarer Qualität zu ersetzen. Es gab zwar offenbar schon länger Margarine-Produkte, die aber grässlich gewesen sein müssen: Sie waren nicht etwa frei von Tierprodukten, sondern enthielten im Gegenteil außer Wasser und Milch noch minderwertige Tierfette, anfangs angeblich sogar zerstoßenen Kuheuter. Im Vergleich zur Kuhmilchbutter hatten diese frühen Margarinen also nur den Vorteil, billig zu sein. Die erste hatte der französische Chemiker Hippolyte Mèges-Mouriès 1869 erfunden, wie die »Neuform-Rundschau« im Mai 1931 ihren Lesern berichtete. Napoleon II. hatte den Chemiker demnach aufgefordert, einen guten Butterersatz zu suchen. Das missglückte offenbar gründlich, Bauern sollen sogar ihr Vieh mit dem auch nicht gerade wohlschmeckenden Zeug eingerieben haben, um die Tiere vor Bremsenstichen zu schützen.

Friedrich Landmann aber mischte nun eine Substanz aus natürlichen Pflanzenfetten und Ölen zusammen. Angeblich dauerten die Vorarbeiten bis zum fertigen, ungehärteten Produkt eineinhalb Jahre. Die »Neuform-Rundschau« verrät nicht, welche Zutaten genau in der Pflanzenbutter waren. Sie erwähnt nur, dass der Geschmack dem der Kuhbutter ähnele. Aus anderen Schriften der Zeit geht hervor, dass Pflanzenmargarinen zum Beispiel das Fett der Kokospalme sowie Sesam- und Erdnussöle enthielten. Ein anderes Kokosfett, das nicht als Brotaufstrich, sondern zum Backen und Braten verwendet wurde, war Palmin, das die Reformhäuser ebenfalls im Angebot hatten. Schon 1901 wurde es in der »Vegetarischen Warte« mit Anzeigen beworben: »Für vegetarische Speisen benutze man das reine Pflanzenfett Palmin. Infolge seines feinen Geschmackes und seiner Ausgiebigkeit wird es mit Vorteil an Stelle von Butter zur Herstellung aller Speisen verwendet.« In einer Anzeige von 1905 stand das Kostenargument im Mittelpunkt: »50% Ersparnis gegen Butter!«

Offenbar hieß es in jenen Jahren hin und wieder in der Presse, Pflanzenbutter enthalte im Gegensatz zur Kuhbutter kein Vitamin A. Das empfanden die Reformer als unlauter, weil es bei einer ausgewogenen Pflanzenkost mit Spinat, Salat und farbigen Rüben gar nicht nötig sei, über die Butter auch noch den Vitamin-A-Bedarf zu decken. Trotzdem hob die Neuform hervor, dass die Eden-Pflanzenbutter einen »Zusatz Vitamin-A-haltiger Pflanzenauszüge« enthalte. Der Vitamin-Zusatz kam also nur in Landmanns Produkt, um dem Nährwert-Argument den Wind aus den Segeln zu nehmen. So schien die Pflanzenbutter der Kuhbutter in jeder Hinsicht ebenbürtig zu sein. Anderen Margarinen hingegen sei sie sogar überlegen, weil keine tierischen Bestandteile wie Waltran, Hammel- oder Rindertalg oder auch Magermilch enthalten seien. »Sie wird auch nicht mit Stearin gehärtet oder mit Bleiweiß bearbeitet wie manche andere Pflanzenfette.« Und Hans Gregor, der Ernährungsexperte der Lebensreformbewegung, setzte in einem »Leitfaden zur Reform-Haushaltung« noch eins drauf, indem er behauptete, andere Margarinen würden mit Chemikalien gefärbt und haltbar gemacht.

Das Beispiel der Pflanzenbutter zeigt nicht nur, wie sehr die Lebensreformer, Vegetarier und Veganer damals um das Thema Reinheit kreisten. Es macht auch deutlich, dass unter ihnen zunehmend geschäftstüchtige Leute waren, die ein Interesse daran hatten, nicht nur Ideen unters Volk zu bringen, sondern auch Produkte zu verkaufen. Noch hatten die Reformhäuser und Reformwarenhersteller ein weitgehendes Monopol auf Gesundkost – auch wenn sie schon manchmal über die Konkurrenz durch Drogerien und Apotheken jammerten. Ein paar Jahrzehnte später, nach dem Zweiten Weltkrieg, hatten sie Mühe, über die lebensreformerischen Kreise hinaus neue Kunden zu finden. Nach und nach entstanden Bioläden, nahmen Lebensmittelläden, zuerst Edeka, Gesundkost in ihr Sortiment auf. Später kamen Bio-Supermärkte und eigene vegetarische Eigenmarken der Drogerieketten hinzu. Die vorerst letzte dieser Wellen kam mit Waren, die als vegan beworben werden – und natürlich Vegan-Supermärkten.

Im Hornung 1931 konnte das noch niemand ahnen. »Hornung« war der germanische Name für den Monat Februar; so stand es in jenen Jahren immer auf den Heften der »Neuform-Rundschau«. Im zweiten Heft des Jahres also erschien eine Werbeanzeige für die Eden-Produkte Pflanzenbutter (»Edelmargarine mit Vitamin-

Rein pflanzlich: Werbeanzeige für Palmin aus der
»Vegetarischen Warte« von 1901 ▶

Vegetarische Warte, 8. Januar 1901. 19

Anzeige-Teil.

Anzeigen sind an den Verleger K. Lentze zu richten und werden nur mit Auswahl aufgenommen. Die halbe Nonpareille-Zeile oder deren Raum kostet 25 Pf., die ganze Seite 40 M. Rabatt auf Anzeigen von mindestens 10 Halbzeilen bei sechsmaliger Aufnahme 10%, bei zwölfmaliger 20%, bei 24 maliger 30%. Für Chiffre-Anzeigen 50 Pf. Aufschlag (für Porto etc.)
Beilagen 7 M. für jedes Tausend. — Schluss der Anzeigenannahme am 4. und 19. jedes Monats früh.

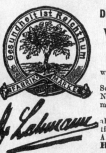

Die von **Dr. med. Lahmann** erfundene **Vegetabile Milch** ist nur echt, wenn die Büchse mit nebenstehender Schutzmarke und dem Namenszug Dr. Lahmanns versehen ist. Man weise Nachahmungen von der Hand. [n 1
Alleinige Fabrikanten **Hewel & Velthen** Köln a. Rh.

Steinmetzmehl
Steinmetzbrot

anerkannt vorzüglich,

alle Sorten Graham- und Schrotbrot, **Weizenschrotmehl** empfiehlt und versendet in Postkolli à Mk. 1,50 ab Leipzig.

Leipziger Brotfabrik, Leipzig-Eutritzsch.

Broschüre „Reinliche Nahrung" gratis u. fr.

Laureol, feinste Pflanzenbutter, leicht verdaulich, daher Magenleidenden sehr zuträglich. Voller Ersatz der Kuhbutter in Küche und Bäckerei; frei von Wasser und Salz, 100% reinstes natürliches Pflanzenfett, jahrelang haltbar. 4 Kilo Laureol Mark 6.80 franko Inland, unter Nachnahme. [c 29
Brüder Becker, Zittau, Sachsen.

Für vegetarische Speisen

benutze man das reine Pflanzenfett

PALMIN

Infolge seines feinen Geschmackes und seiner Ergiebigkeit wird es mit Vorteil an Stelle von Butter zur Herstellung aller Speisen verwendet.

Preis pro Pfund 65 Pfg.

Die nächste Niederlage geben auf Wunsch bekannt die alleinigen Produzenten: [s 23

Schlinck & Cie., Mannheim.

Thalysia-Koch- und Gesundheitsbuch [s 76
30 Pf. oder gratis bei 3 M. Einkauf. Man verl. Preisliste.

Sanitäts-Bazar und Versand-Haus Thalysia

LEIPZIG, Rathausring 1, I.
Höchstprämiiert. — Inh.: A. Garms. — Gegr. 1885.

Ausser sämmtlichen Nährmitteln und Artikeln zur Gesundheits- u. Körperpflege für Kinder und Erwachsene empfehle spez.: Selbstber. echtes Graham-, Nuss- u. Rosinenschrotmehl, tägl. frisch, Leipz. Thalysia-Kinder-Hafergrütze, unübertreffliches Näh.- und Kräftigungsmittel für jüngsten Säugling wie Greis, Eierteigwaren, besser wie selbstgemachte, Thalysia-Hafer-, Consum- u. Sanitäts-Cacaos, Nährsalz- und Kraft-Cacaos, -Kaffees u. -Thees, ff. Zucker ohne Blau, westpr. Bienen-Schleuder- u. Wabenhonig, Palmin- u. Süssrahmbutter, ff. Speiseöl, Citronen- und Fruchtsäfte, alkoholfreie Weine u. Biere, reine Marmeladen, Dörrobst u. -Gemüse, Südfrüchte, Dr. Kellog's Nährmittel. — Mahr's poröse Wäsche, poröse Lodenstoffe, Gesundheitsleinen, Flechtschuhe und Sandalen, M. Platen's Gesundheits-Korsetts und Büstenhalter, Reformkleider, Garms' Gesundh.-Frauengurt, Packungen für Naturheilmittel, alle Badeapparate u. Utensilien, Reform-Kochtöpfe, Schrotmühlen, Gesundheitsbücher.

Die Uebertragung der Nervenkraft (Ansteckung durch Gesundheit). Eine naturphilosophische Studie für Erwachsene von Karl **Buttenstedt.** 3. erweit. Aufl. 2 M. Zu beziehen durch **K. Lentze,** Leipzig.

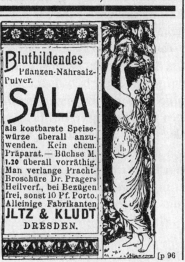

Blutbildendes Pflanzen-Nährsalz-Pulver.

SALA

als kostbarste Speisewürze überall anzuwenden. Kein chem. Präparat. — Büchse M. 1.20 überall vorrätig. Man verlange Prachtbroschüre Dr. Pragers Heilverf., bei Bezügen frei, sonst 10 Pf. Porto. Alleinige Fabrikanten **JLTZ & KLUDT** DRESDEN.

[p 96

Allen Vegetariern
wird zum Studium bestens empfohlen:
Dr. P. Andries, Der Vegetarismus und die Einwände seiner Gegner. Preis 2 M., geb. 2,50 M. Mitglieder des D. V.-B haben nur 1,50 resp. 2 M. zu zahlen. Der Reingewinn aus diesem Buche fliesst in die Bundeskasse.
Karl Lentze, Verlag, Leipzig.

gehalt«), Pflanzenfleisch und pflanzliche Wurst: »Wir brauchen kein Tierfleisch, kein Tierfett zu unserer Ernährung. Wir sind froh, leistungsfähig und freuen uns stets auf das Essen, denn wir haben eine edlere, gesündere Nahrung: reine pflanzliche Kost.« Die drei Produkte böten »unserem Körper nicht nur die nötigen Aufbau-, Energiestoffe und Wärmeeinheiten, sondern auch die Geschmacksnerven werden vollkommen befriedigt«.

Um einer Verwechslung mit der Kuhbutter vorzubeugen, wurde bald für alle Margarine-Arten die Würfelform vorgeschrieben. 1931 kostete ein Pfundwürfel Eden-Pflanzenbutter neunzig Pfennige, während der Butterpreis für dieselbe Menge bei mehr als drei Reichsmark lag. Zu diesem Zeitpunkt war es also deutlich günstiger, auf das vegane und gleichwohl hochwertige Reformhausprodukt umzusteigen. Heute kosten Reform-Margarinen, die es auch beim Discounter gibt, ungefähr so viel wie Butter. Oder besser gesagt: gleich wenig. Denn Kuhbutter ist längst kein Luxusprodukt mehr. Die Eden-Pflanzenmargarine, die aus wettbewerbsrechtlichen Gründen nicht mehr »Pflanzenbutter« heißen darf, gibt es immer noch, auch wenn die Marke »Eden« heute nichts mehr mit der Siedlung in Oranienburg zu tun hat.

Aus einem echten Paradies, einem wahrhaftigen Garten Eden, stammte das vegane Ersatzprodukt aber auch früher nicht. Denn Eden war eben von Anfang an eine Utopie, die in der Praxis früh an ihre Grenzen stieß. Nach 25 Jahren resümierte eine Festschrift zum silbernen Jubiläum der 1893 gegründeten Siedlung: »Eden war ja zunächst als Zufluchtsort für stadtmüde Vegetarier gedacht, die hier wie im Paradies in einer Art von schwärmerischer Naturverehrung die reifen Früchte ohne sonderliche Mühe von den Bäumen schütteln wollten. Diese Einbildung musste freilich gar bald einer nüchternen Wirklichkeit Platz machen, denn die ›reichen‹ Vegetarier, auf die man auch gehofft hatte, blieben aus oder zeigten sich in ihrer Schwarmgeisterei als völlig wertlos für ernste Siedlungstätigkeit.« Schon bei der ersten außerordentlichen Generalversammlung, die am 25. Februar 1894 stattfand, sah sich die Genossenschaft gezwungen, auch Nichtvegetariern die Beteiligung an dem Unternehmen zu gestatten, vorerst allerdings nur mit Geld, sofern sie die Bestrebungen der Genossenschaft fördern wollten. 1901 musste dann »wegen lebhafter Beteiligung von Nicht-Vegetariern« das Wort »Vegetarische« im Geschäftsnamen gestrichen werden.

In der Festschrift zum Silberjubiläum, die 1920 mit zwei Jahren Verspätung erschien, schätzten zwei Autoren, schon seit bald zwanzig Jahren lebe »wohl mehr als die Hälfte der Edener nicht mehr vegetarisch, wenigstens nicht grundsätzlich, leider«. Von der Zahl der Veganer ganz zu schweigen. Aber auch in Eden machten die Menschen in jenen Jahren eine Beobachtung, von der auch viele Ärzte, Politiker und Vegetarier berichteten: Der Weltkrieg veränderte die Ernährung der Deutschen. Im »Hungerdeutschland«, schrieb die Festschrift 1918, sei die Jagd nach Fleisch schlimmer denn je. »Selbst in Gegenden, wo bisher verhältnismäßig wenig Fleisch gegessen wurde, hat die Reichsfleischkarte zum Fleischwahnsinn verführt.«

Auch die Milch für die Kinder werde knapp. Dabei sei eine Suppe aus Kartoffeln und Korn besser für sie als Milch von Kühen, »die so allgemein tuberkelbehaftet sind und jetzt bei dem Futter, das kein Milchfutter ist, einfach durch Schwindsucht totgemolken werden«. Den Ziegen, die vor dem Krieg noch gesünder gewesen seien als die Kühe, »weil nicht so hoch gezüchtet und nicht so dauernd beansprucht«, gehe es nicht mehr besser als den Kühen. Die Edener empfahlen: »Also beizeiten nach natürlichem Ausweg umsehen und ihn versuchen! Ob sich da nicht die Mutter auf sich selbst als die eigentliche, richtige Menschenmilchmacherin besinnen wird?«

Das Edener Beispiel zeigt, was auch allgemein zu beobachten ist: Der Weltkrieg entfachte durch den Mangel eine neue Diskussion über Tierprodukte. Und er brachte dabei Erkenntnisse zu Tage, die vorher vielen verborgen gewesen waren.

Die große Entfettungskur von 1914 bis 1918

Der Erste Weltkrieg hatte endlich den Beweis erbracht: Der Mensch konnte problemlos vegan leben. So sah es jedenfalls der »Naturarzt«. Die Zeitschrift des »Deutschen Bundes der Vereine für naturgemäße Lebens- und Heilweise« frohlockte im Januar 1915, die Werbung für Obst und Gemüse sei früher auf schwerhörige Ohren gestoßen, jetzt aber habe die Not der Zeit lauter gesprochen als »Bände von Zeitschriften«. Tatsächlich wurden im Laufe des Sommers 1915 Fleisch, Butter und Eier für die meisten Menschen in den Großstädten unerschwinglich. Auf dem Land sah es noch etwas besser aus.

Aber was heißt besser? Das war eine Frage der Perspektive. Für die Naturheilbewegung jedenfalls waren alle diese Lebensmittel weitgehend entbehrlich, und das schienen jetzt endlich auch alle Nicht-Lebensreformer zu begreifen, die dem kriegsbedingten Massenexperiment in der Volksernährung notgedrungen zusahen. Im Oktober 1915 berichtete die Zeitschrift, in vielen Kliniken würden die früher als kraftspendend empfundenen Fleisch- und Eierspeisen zunehmend durch andere Speisen ersetzt, die man einst vor allem für Kinder als geeignet empfunden habe. Wahrscheinlich waren damit Getreidebreie und Kompott gemeint. Auch habe der Staatssekretär des Innern, Clemens von Delbrück, gleich zu Kriegsbeginn das Obst gelobt, weil es den Truppen zur Stärkung und Erquickung dienen könne. Damals gab es noch keine Reichsminister; der politisch konservative und zugleich obstfreundliche Staatssekretär hatte als Leiter des Reichsamts des Innern also eines der höchsten Regierungsämter inne. Und so gab sich der »Naturarzt« schon seit Oktober 1914 sprachlich zeitgemäß zuversichtlich: »Unsere Grundsätze marschieren.«

Diese Erfahrung glaubten auch die Vegetarier zu machen. Vor dem Krieg hatte sich der Rest der Bevölkerung kaum mit der Pflanzenernährung beschäftigt, abgesehen von Karikaturen über die freudlosen »Gemüseheiligen«. Wenn sich Wissenschaftler, was ebenfalls selten vorkam, mit vegetarischer oder veganer Ernährung befassten, dann kamen sie meist zu dem Ergebnis, dass der Verzicht auf Tierprodukte dem Menschen schade. Albert Albu, Privatdozent an der Fakultät für Medizin der Universität Berlin, unterzog die vegetarische Diät 1902 einer »Kritik ihrer Anwendung für Gesunde und Kranke«. Erstaunlich unwissenschaftlich, dafür aber umso meinungsstärker befand Albu: »Jemand, der beim Anblick eines frischen Stück Fleisches Ekel empfindet und vor dem Metzgerladen frostig erschaudert, der hat halt keine normalen Empfindungen, Lust- und Unlustgefühle. Auch ohne statistische Ermittlungen darf man wohl getrost behaupten, dass die Zahl der so abnorm Empfindenden eine recht kleine ist. Dem Durchschnitt der Menschen läuft eher das Wasser im Munde zusammen, wenn sie ein Stück fetter Spickgans oder eine Gänseleberpastete sehen.«

Der Weltkrieg brachte also eine Veränderung. Während des Krieges beobachteten die Verfechter einer »naturgemäßen« Lebensweise, dass sich das Wissen über eine gesunde Ernährung mit viel Obst, Gemüse und Vollkorn auch außerhalb ihrer Kreise verbreitete. Das geschah aus der Not heraus: Politiker und auch die Protagonisten der Nahrungsmittelindustrie priesen den hohen Nährwert des vollen Korns, während sich in den Jahren zuvor gerade das moderne Weißmehl gegenüber dem hergebrachten Vollkornbrot durchgesetzt hatte. Das helle Brot war inzwischen so verbreitet, dass schon wieder neue Vollkornbrote als lebensreformerische Alternativen entstanden. Das ist auch ein Beispiel dafür, dass die Reformer nie »zurück zur Natur« wollten, sondern, wie sie manchmal selbst sagten, »vorwärts zur Natur«. Sie sehnten sich nicht nach den »guten alten Zeiten«. Ihr idealer vegetarischer Staat, dessen Bürger allesamt vegan leben würden, lag in der Zukunft.

Auf dem Weg in diese andere Moderne sahen die Pflanzenköstler den Krieg als Helfer. In den ersten beiden Kriegsjahren schien sich für alle sichtbar zu bestätigen, dass Getreide, Hülsenfrüchte und Kartoffeln die Massen besser sättigten als Fleisch. Der erzwungene Übergang zur Pflanzenkost sei auch aus Kostengründen zu begrüßen, meinte die »Vegetarische Warte« im Dezember 1915: Der geringere Verbrauch von Milch und Butter bringe, aufs Ganze gesehen, viel. Die Weisheit, dass die Pflanzenproduktion viel billiger sei, weil eben nicht erst Futter für die Mast der Schweine und Rinder angebaut werden musste, sondern die Feldfrüchte direkt vom Menschen verzehrt werden, verkündeten die Vegetarier schon lange. In der neuen Aufbruchstimmung wollten sie sich selbstbewusst in die Gesellschaft einbringen. »Wir können uns (...) nützlich machen, nämlich mit dem, was wir vor den anderen voraus haben, mit unsern Erfahrungen auf dem Ernährungsgebiete.« Beschwingt schlugen sie in der »Vegetarischen Warte« vor, die Truppen doch gleich komplett vegetarisch zu verpflegen. Die Zeitschrift zitierte kurz nach Kriegsbeginn auch einen Marine-Oberstabsarzt, der das Folgende gesagt haben soll: »Es wäre für unsere Wehrmacht zu Wasser und zu Lande, für die Gesundheit und Leistungsfähigkeit unserer Armee- und Marinetruppen, ein großer Vorteil, wenn die bisher übliche Ernährungsweise allmählich in eine mehr vegetabile und womöglich vegetarische umgewandelt werden könnte.«

Es ist typisch für die Vegetarier jener Zeit, eine außenstehende Autorität mit einem möglicherweise aus dem Zusammenhang gerissenen Satz zu zitieren, der zu beweisen schien, dass sich das Wissen über den Vegetarismus verbreitete. Dass die lebensreformerischen Grundsätze »marschierten«, mag in manchen Fällen tatsächlich auch ein wenig an Werbeschriften von Vegetariern gelegen haben. In den weitaus meisten Fällen drang das Wissen über gesunde Ernährung aber unabhängig davon in die Gesellschaft vor, eben weil immer mehr Wissenschaftler und Politiker erkannten, dass eine stärker pflanzenbasierte Ernährung die Volksgesundheit förderte und die Staatskasse schonte. Der Krieg verfestigte diese Erkenntnis. In Krankenhäusern wurde laut »Naturarzt« darüber diskutiert, ob nicht zwei fleischfreie Tage in der Woche eingeführt werden und die Kranken nicht besser Pflanzen- statt Kuhbutter bekommen sollten.

Gleichzeitig darf nicht vergessen werden, dass die Deutschen damals nicht etwa mehr, sondern weniger Fleisch aßen als heute, nach hundert Jahren vegetarischer und ernährungsphysiologischer Werbung für einen geringeren Fleischverzehr. 1900 aß der Durchschnittsdeutsche 800 bis 900 Gramm Fleisch in der Woche, heute verzehrt er etwas mehr als ein Kilo Fleisch. Schon damals lag die Menge allerdings leicht über dem Richtwert, den die Deutsche Gesellschaft für Ernährung, kurz DGE, im Rahmen eines ausgewogenen, gesunden Speiseplans empfiehlt: Demnach sind nur 300 bis 600 Gramm Fleisch in der Woche erlaubt.

Eine solche gemeinnützige Gesellschaft für Ernährung wie die DGE, die sich zu siebzig Prozent aus öffentlichen Mitteln von Bund und Ländern finanziert, gab es kurz vor dem Ersten Weltkrieg noch nicht. Sie wurde erst 1953 gegründet. Die Verbände der Lebensreform hatten keine staatliche oder wissenschaftliche Autorität hinter sich, auf die sie sich bei ihrem Werben für ein gesünderes Leben berufen konnten. Umso begeisterter waren sie darüber, dass der Krieg ihnen als Katalysator, als Reaktionsbeschleuniger zu dienen schien. Wie auch vielen Schriftstellern, Publizisten, Künstlern und Sozialreformern erschien er ihnen in den ersten beiden Jahren als

Reinigung, Hygiene, Katharsis, auch als Erzieher, der das schlaff gewordene, übersättigte Volk von allem Überkommenen befreite, von jeglichem Tand in Mode, Lebensweise und Ernährung. Der Krieg, so meinte die »Vegetarische Warte«, werde alle »Schmerbäuche (...) und noch anderen unnützen Ballast wegfegen«.

Diese Einschätzung teilte auch Konrad Haenisch. Der sozialdemokratische Abgeordnete forderte im Februar 1917 im preußischen Abgeordnetenhaus eine Sozialreform. In seiner Rede beschrieb Haenisch, wie sehr die Gesellschaft auseinanderklaffte, wenn es um die Ernährung ging. Er sprach zunächst von den »allerdings nur sehr dünnen Bevölkerungskreisen«, die schon vor dem Krieg an Überernährung und einer übermäßigen Zufuhr tierischen Eiweißes gelitten hätten. Nach einem Zwischenruf verbesserte er sich mit dem Zusatz »oder auch dicken Schichten, wenn Sie wollen«. In diesen Kreisen jedenfalls habe »der Krieg wie eine Art Entfettungskur gewirkt, er hat manchen von diesen Damen und Herren eine Reise nach Karlsbad erspart« – in einen feinen Kurort also. Die Sprechstunden mancher Spezialärzte in Berlin waren laut Haenisch verödet, »seitdem die eiweißärmere, derbere Kriegskost eingeführt ist«. Während der Sozialdemokrat aber vor allem mit Sorge sah, dass die schon vor dem Krieg unterernährten Kinder der ärmeren Schichten nun dringend Schulspeisungen bräuchten, interessierte die meist bürgerlichen Vegetarier eher das Experiment der schmelzenden Schmerbäuche. Aus ihrer Sicht war eine Ernährungsreform dringender als eine Sozialreform. Nicht Not leidende Schüler, sondern zu dicke, ungesunde Bürger ihrer eigenen Schicht standen für die kranke Welt, die es zu verändern galt.

Als die Not größer wurde, mischten sich aber immer mehr Zweifel in die Begeisterung darüber, dass die eigenen Ideen so durchschlagenden Erfolg zu haben schienen. Schon 1915 war den Autoren des »Naturarztes« klar, dass viele der neuen Pflanzenesser »erzwungene Zweidrittelvegetarier« waren. Im selben Jahr brachte der Berliner Scherl-Verlag ein Kriegs-Kochbuch heraus. »Des Vaterlands Kochtopf« versprach »allerlei Rezepte für Küche und Herz in kriegerischen Tagen«.

Einer, der es sich angeschaut hatte, kommentierte: »stinkende Graupensuppe, ungewürzte Salzwasser-Reissuppe, saure Pflaumen mit Wassernudeln ohne Zucker«. So war es in einer Wanderausstellung zum Ersten Weltkrieg zu erfahren, die der Landschaftsverband Westfalen-Lippe in den Jahren 2014/2015 zeigte. Mit »lieblich lockender Pflanzenkost«, wie die Vegetarier sie gern rühmten, hatte der Inhalt des Kochbuchs und der meisten Kochtöpfe schon zu diesem Zeitpunkt kaum mehr etwas zu tun.

Genauso wenig verlockend erschien den meisten Deutschen die Steckrübe. Nach ihr wurde der kalte Winter 1916/17 benannt. Die Kartoffel- und Weizenernte war damals so schlecht ausgefallen, dass die nicht allzu beliebte Feldfrucht statt wie früher in den Schweinetrögen fast täglich auf vielen Esstischen landete. Der »Naturarzt« gestand im Steckrübenwinter ein: Zwar habe die Kriegskost »Segen in der Begründung richtigerer Einsichten über gesundheitsgemäße Ernährung« gebracht. »Die in den letzten Monaten, besonders durch die schlechte Kartoffelernte, bedenklich gesteigerten Härten der Einschränkung drohen aber die günstige Wirkung der Kriegskost stark zu beeinträchtigen.« Schon im Januar 1916 hatte die Zeitschrift erkannt: »Es muss verhütet werden, dass das Errungene ebenso plötzlich wieder verschwindet, wenn die eiserne Not nachlässt, wie es unter ihrem Druck zum Durchbruch kam. Solche Gefahr besteht, und sie wächst mit der Dauer des Krieges und der Aussicht auf den sicheren Sieg.«

Seit dem Frühjahr 1918 verschärfte dann noch die Blockade der Alliierten den Mangel an Nahrungsmitteln. Trotz allem stellten die Vegetarier aber die Annahme, dass der Krieg der Pflanzenkost zum Durchbruch verhelfen werde, auch im letzten Kriegsjahr nicht grundsätzlich in Frage. Noch im März 1918 schrieb die »Vegetarische Warte« vom Krieg als großem Lehrmeister, der auch der großen Masse »den Wert der Enthaltung von Fleisch und des ausschließlichen Genusses von Pflanzenkost« gezeigt habe. »Es ist nach diesen Erfahrungen wahrscheinlich, dass die Anhänger des ausschließlichen Genusses der Pflanzenkost nach dem Kriege an Zahl stark zunehmen werden. Auch wird wohl die Erzeugung pflanzlicher Lebensmittel im Feldbau nach dem Kriege stark zunehmen, umso mehr, als viele Bewohner der Städte sich daran gewöhnt haben, in Heimgärten, Lauben- oder Schrebergärten ihren eigenen Kohl zu bauen.«

Auch Sozialdemokrat Haenisch befand 1917, der Krieg habe eine »höhere Wertschätzung einer derberen, in erster Linie vegetabilen Kost« und eines kräftigen, dunklen Brotes gebracht. Medizinische Autoritäten hätten das im Laufe des Krieges bestätigt. Er ging aber nicht so weit, das Heil auch im rein vegetabilen Leben zu erblicken: »Das Schlimme ist aber leider nur, dass uns heute nicht nur das Fleisch fehlt, sondern auch wirklich unentbehrliche tierische Produkte, wie Milch und Butter, Käse und Eier, und dass auch die Vegetabilien selbst, Gemüse und Obst, Grieß, Graupen, Hafermehl usw. sehr knapp zu werden beginnen.«

Der Erste Weltkrieg macht die Vegetarier zu Veganern

Nach dem Krieg, am 21. Dezember 1918, fasste die »Vegetarische Warte« die Erfahrungen so zusammen: »Die Ernährungsweise, die der Krieg dem Deutschen Volk aufgezwungen hat, war ein Massenexperiment, das jedem, der sehen will und seine Augen nicht vor ihm unliebsamen Dingen verschließt, den Beweis geliefert hat, dass das Fleisch kein unentbehrliches, unbedingt notwendiges Nahrungsmittel ist.« Allerdings führte diese Erkenntnis außerhalb der Lebensreformbewegung kaum jemand auf das Wirken der Reformer zurück. Der preußische Abgeordnete Haenisch stellte hier eine Ausnahme dar: Am Ende seiner Rede dankte er der Lebensreformbewegung für ihre »vor dem Kriege und im Kriege geleistete wertvolle Aufklärungsarbeit«.

Tatsächlich war es am Ende des Kriegs auch im Bürgertum normaler geworden, nahezu vegan zu leben. Viele hatten einfach keine andere Wahl, weil Fleisch, Milch, Käse und Eier so rar waren. Aber auch in der Ernährungswissenschaft setzte sich in den 1930er Jahren die Erkenntnis durch, dass wenig Fleisch oder der Verzicht auf Fleisch und Eier dem Körper gut bekomme – Milchprodukte dagegen hielten so gut wie alle Wissenschaftler für nahezu unentbehrlich. Das Ziel, den vegetarischen Gedanken in die Gesellschaft zu tragen, war aber spätestens in der Weimarer Republik erreicht. Die »Vegetarische Warte« formulierte es 1928 so: »Wer heute Vegetarier wird, wird eben Vegetarier, man betrachtet ihn weder als Todeskandidaten, noch glaubt man, dass er reif fürs Irrenhaus wäre. Ihren

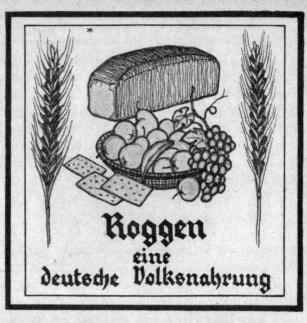

Roggen eine deutsche Volksnahrung

Das Reformhaus
Monatsschrift für Gesunde Lebensführung

Reformhaus „Eden"
Arthur Rooch
Potsdam, Charlottenstraße 83

5. Jahrgang ✝ 6. Heft ✝ Preis 20 Pfg.

Kindern geben heute viele Menschen kein Fleisch, keine Wurst, keinen Alkohol.«

Für die organisierten Vegetarier war das nun eine zweischneidige Sache. Denn auf einmal, indem das Gegenbild einer unwissenden, rückständigen, fetten Gesellschaft sich auflöste, schien die eigene Bedeutung zu schwinden. Damit verlor auch die Utopie einer vegetarischen Gesellschaft an Strahlkraft, eben weil sie plötzlich nicht mehr so utopisch erschien. Für die Vegetarier bedeutete das, dass sie sich in der Zeit der Weimarer Republik zurückzogen, sowohl im Habitus als auch mit ihren Inhalten. Sie traten in ihren Schriften nicht mehr als fortschrittliche Gesellschaftsreformer auf, die den Rest des Reiches reformieren wollten. Manche bekannten sich auch stärker denn je zum ethischen Vegetarismus und zum Veganismus. Denn davon, den vollständigen Verzicht auf Tierprodukte für gesund oder auch nur für moralisch richtig zu halten, war der Rest der Gesellschaft weit entfernt.

In der Weimarer Republik sprachen plötzlich unglaublich viele Leute von einer neuen Zeit, die kommen werde, die heranrollte wie eine warme Welle und schon zu spüren, mit Händen zu greifen sei. Es gab neuzeitliche Ernährung, neuzeitliche Küchenführung, neues Bauen, neue Sachlichkeit – und nicht zuletzt die Reformwaren-Genossenschaft »Neuform«, die sich das Neue gleich programmatisch in den eigenen Namen geschrieben hatte. Und dann redeten auch noch alle von Gesundheit, ja: Volksgesundheit. Die Leute rannten in Sportvereine, gingen ins Freibad, stählten ihre Muskeln, ölten sich ein, wussten über Vitamine Bescheid. Die Reformhausbewegung wurde zur Genossenschaft mit Profitinteresse und war plötzlich in immer mehr Städten mit Läden vertreten. Dauernd erschienen neue Schriften über Diäten und Rohkost.

Da machten die Vegetarier nicht mehr mit. Sie fanden für sich selbst einen neuen Weg, und der führte eher zurück zu den eigenen Wurzeln. Sie lasen lieber wieder die alten Schriften großer Vegetarier aus dem 19. Jahrhundert und verengten den Blickwinkel auf die Ethik, den Tierschutz. Auf diese Weise bewahrten sie ihre Exklusivi-

Die Kundenzeitschrift mit Tipps, Rezepten und viel Weltanschauung gab's in jedem Reformhaus.

tät: So war es möglich, sich weiterhin als kleiner Zirkel von Erleuchteten zu fühlen – Gesundheit, das konnte ja jetzt jeder.

Die »Vegetarische Warte« druckte in den frühen 1930er Jahren Ausschnitte aus älteren Schriften von Vegetariern, besonders aus denen des freireligiösen Pfarrers Eduard Baltzer. Der Gründungsvater des Vegetarismus – er hatte den ersten deutschen Vegetarierverein ins Leben gerufen – schrieb passagenweise ziemlich salbungsvoll und dabei vage, gern im Ton einer Predigt mit vielen Bibel-Zitaten. Diese Baltzer-Texte streifen durch das Hirn des Lesers, ohne haften zu bleiben, weil sie nicht vom Leben sprechen.

Der Pastor hatte allerdings auch sehr konkrete Passagen geschrieben, die gut zur neuen, veganen Richtung passten und nun ebenfalls nachgedruckt wurden. In Baltzers Werk »Vom wahren Menschentum« heißt es, zitiert nach der »Vegetarischen Warte«: »Milch, Eier, Butter, Käse sind weder nötig, noch zu empfehlen.« Eine Erläuterung folgt nicht; etwas weiter unten heißt es dann noch: »Honig ist schwer zu verdauen.« Schon im Mai 1918 hatte die »Vegetarische Warte« den Weg in die vegane Abkapselung angedeutet, allerdings kamen damals auch noch andere Stimmen zu Wort. Durchsetzen aber sollte sich diese Richtung: »Man kann Milch für ein reines, aber auch für ein unreines Nahrungsmittel erklären, und besonders auffallend ist es, dass Frauen und Mädchen, die mit dem Melken der Kühe zu tun haben, oft nicht dazu zu bringen sind, einen Tropfen Milch zum Kaffee zu genießen. Das sollte uns Vegetariern zu denken geben! Die Nase befindet sich als Gesundheitswächter dicht über dem Munde; sorgen wir dafür, dass wir die innere Reinheit fördern durch reine Nahrung.« Hier erscheint das vegane Essen nicht mehr als Fernziel, nicht als Theorie, die der Praxis nicht standhalten konnte, nicht als Zukunftsmusik. Sondern als geboten: »Pflanzenkost schafft Rüstigkeit!«

Ansonsten pflegte die Redaktion auch oft einen mystischen Stil. Eine Kostprobe von 1927: »Menetekel! Waltendes Weltwort, lass dich beschwören! Wach auf aus dem ehernen Schreie der vergeltenden Ewigkeit und wehe brausend über das deutsche Geschlecht, wieder einmal an der Wende der Zeiten!« Das passt zu dem, was Oswald Spengler im »Untergang des Abendlandes« schrieb: »Alkoholfragen und Vegetarismus werden mit religiösem Ernst behandelt, augen-

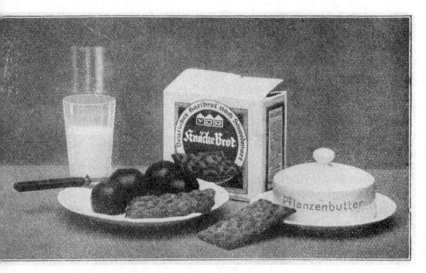

So gut wie vegan: Frühstücksempfehlung der Reformhäuser 1930

scheinlich das Gewichtigste an Problemen, wozu der ›neue Mensch‹ sich aufschwingen kann.«

Gleichzeitig rückte der Tierschutz immer mehr ins Zentrum. 1927 bezeichnete die »Vegetarische Warte« die »Schonung der Tierwelt« als die eigentliche »Idee des Vegetarismus«. Immer wieder berichtete die Zeitschrift von den »Greueltaten« in Schlachthöfen. Der gesundheitliche Nutzen von Obst und Gemüse, den nun auch Hinz und Kunz erkannt hatten, spielte im »Deutschen Vegetarier-Bund« keine Rolle mehr. Die ohnehin niedrige Mitgliederzahl sank in der Weimarer Zeit noch weiter auf wenige hundert Unentwegte, so dass die »Vegetarische Warte« seit dem Weltwirtschaftskrisenjahr 1929 nur noch unregelmäßig erschien und 1933 schließlich ganz eingestellt wurde. Die Handvoll anderer Vegetarier-Vereine, ob sie nun ebenfalls den Tierschutz oder doch stärker die Gesundheit in den Mittelpunkt stellten, hatten ebenfalls nur sehr wenige Mitglieder.

Jene Vegetarier, die nicht oder nicht nur aus ethischen Gründen auf Fleisch verzichteten, sondern weil sie sich mit viel Frischkost und Vollkornprodukten vitaler und gesünder fühlten, fanden jetzt eher bei der Neuform oder anderen neuen, erst nach dem Krieg entstandenen Gruppen ein geistiges Zuhause. Die Reformhaus-Genossenschaft trat nicht nur als eine Verkaufsorganisation auf, sondern auch als Teil einer Bewegung, der angeblich »Millionen« angehörten. In den Kundenzeitschriften warben die Reformhäuser nicht nur für ihre Produkte, sondern auch für ein gesünderes Leben. Dort war außer von »Neuzeitlichen« auch weiter von »Lebensreformern« die Rede, aber die Ausrichtung war eben zunehmend deutlich vegetarisch (wenn auch nicht vegan). In der »Vegetarischen Warte« kam das Wort »Lebensreform« kaum noch vor.

Radikaler Tierschutz seit 1931

Spiegeln die Texte der 1920er Jahre noch einige Richtungskämpfe wider, war damit spätestens 1931 Schluss. Das hatte wahrscheinlich mit Bruno Wolff zu tun. Der Studienrat aus Birkenfeld an der Nahe wurde zum Jahreswechsel neuer Erster Vorsitzender des Vegetarier-Bundes, seit 1892 war er der dritte nach dem Gründungsvorsitzenden Ernst Hering und dessen Nachfolger, dem Edener Gustav Selß. Wolff proklamierte nach Angaben des heutigen VEBU einen »neuen zukunftweisenden Hochvegetarismus«, womit nichts anderes gemeint gewesen sei als eine Frühform des Veganismus. Wer die »Vegetarische Warte« von 1931 liest, kann die Radikalisierung durchaus spüren. Gleichzeitig ist es in den Texten wieder merkwürdig still geworden um das Thema Milchprodukte und Eier. Stets ist vom Entweder-Oder des Fleisch- oder Pflanzenessens die Rede, viel von Töten und Blut und Leichen, aber kaum von dem, was Tiere den Menschen außer ihrem Fleisch noch geben können.

Im Jahr 1932 schrieb Wolff einmal kämpferisch, dass der Vegetarismus Erlösung, Religion, Revolution in einem sei und wie ein Phönix aus der Asche eine neue Welt erschaffen werde. Da heißt es dann auch explizit, »wir Pioniere der neuen Lebensanschauung« hätten die Einwände gegen den Vegetarismus »längst durch die Praxis widerlegt; wie es ja überhaupt unsere Art und Methode ist, die graue Theorie der Blutfreunde nicht mit ebensolcher Theorie zu beantworten, sondern mit entschlossener Tat, das heißt dem jahrelang durchgeführten Leben ohne jegliche tierische Stoffe«. Wer so aus Erfahrung sprechen könne, der lasse sich durch »die geschlossene Phalanx von hundert gelehrten Geheimräten nicht mehr aus dem Gleichgewicht bringen«. Und weiter unten: »Würden sich alle Menschen nur mit pflanzlichen Stoffen, vorwiegend mit Früchten, nähren, so böte die Erde Raum genug nicht nur für die heute auf ihr lebende Menschheit, sondern noch für ungezählte weitere Millionen.« Dann geht es aber wieder vornehmlich um den Ekel vor Fleisch und ums Schlachten.

Zwischen den Zeilen, wenn es um radikalen Tierschutz geht oder um das ethische Verbot, Tiere einzusperren, wird dem Leser klar, dass damit nur ein Veganer ernst machen konnte. Die Lebenspraxis des Einzelnen wird zwar hochtönend eingefordert, spielt in den Texten aber kaum noch eine Rolle. Orientierung fand der Leser in diesen Jahren hauptsächlich geistig-ethisch im Großen, nicht aber alltagstauglich im Kleinen. Leute wie Reinhold Riedel, der berufsreisende Veganer mit seinem Trockenobst und den Kellogg's-Keksen, passten dort nicht mehr hin.

Anfang des Jahres 1931 begrüßte der Vereinsvorstand die Leser der »Vegetarischen Warte« mit den Worten, der Bund habe sich wieder einmal eine »Führerschaft« gewählt, ohne Wolffs Namen zu nennen. Das Wahlergebnis folgte dann aber im Februar-Heft. Gleichzeitig kündigte der Vorstand eine neue »Kampfesweise« an, damit sich der Vegetarismus in der Welt durchsetzen könne. Dass das nach zwei Menschenaltern noch nicht geschehen sei, dafür machten die Herren »Unsicherheit, Lauheit, Schwäche und falsche Rücksichtnahme« der Vegetarier verantwortlich. »Wollen wir immer die harmlosen, ungefährlichen Sonderlinge bleiben, die niemand ernst nimmt, die man mit nichtssagenden Redensarten oder schlechten Witzen abtun kann?«

Und es ging noch weiter mit den rhetorischen Fragen, die zugleich alle ausschlossen, die einfach von einem besseren, friedlicheren, gesünderen Leben auf Pflanzenbasis träumten und im Alltag selbst alles dafür taten, einer solchen Gesellschaft einen kleinen Schritt näher zu kommen: »Wollen wir der Welt und unsern Feinden nicht endlich klar und deutlich zeigen, wer wir eigentlich sind und was wir wollen? Dass wir eine ganz neue und dem Abendlande fremde Ethik vertreten und ihre rücksichtslose Durchführung fordern? Dass wir alle bestehende Ethik radikal ablehnen und als unterwertig bezeichnen, und dass der Weg zu unserm Hochziel über eine grundlegende Umgestaltung der heutigen Lebens- und Wirtschaftsordnung führt?« Es blieben einem hier nur zwei Optionen übrig: entweder diese Frage zu bejahen – oder dem Vegetarismus das Grab zu schaufeln. »Der dritte Weg, der Weg der schüchternen Defensive, hat sich als erfolglos erwiesen.« Der Bund wolle künftig einen »ausgesprochenen Kampfbund« darstellen.

Wolff machte noch im selben Heft ernst damit. Er schrieb einen Text mit dem Titel »Die radikale Etik des Vegetarismus«. Der Radikalste aber wollte offenbar Wolff selbst sein, auch in der Rechtschreibung: In den buchmacherisch ansprechenden, in einer klaren Schrift gesetzten und auf dickem Papier gedruckten Ausgaben der »Vegetarischen Warte« dieser Jahre fehlt konsequent das »th«, und Wörter wie »Kristus« oder »Krystall« werden mit »K« geschrieben. Auch in der Orthographie sollte sich zeigen, dass die Mitglieder des Vegetarier-Bundes anders waren als der Rest der Bevölkerung.

Gleich im Einstieg des Artikels bezieht sich Wolff auf eine konkurrierende Vereinigung, den »Bund für radikale Ethik«, der sich allerdings mit »th« schrieb. Der hatte im Oktober 1931 laut Wolff behauptet, die einzige Organisation in Deutschland zu sein, die den Kampf gegen Fleischessen, Vivisektion und »tierquälerische Vergnügen zusammenfasse«. Ohne den Vorsitzenden des Bundes, Magnus Schwantje, beim Namen zu nennen, sagte Wolff sinngemäß, dieser müsste es doch eigentlich besser wissen, da er den »Deutschen Vegetarier-Bund« gut kenne, schließlich habe er ihm früher selbst angehört. Und der Vegetarier-Bund sei eben der eigentliche Bund für radikale Ethik, lehne er doch Zugeständnisse in folgenden wichtigen Fragen ab: »Tierstoffessen, Jagd, Fischfang, Vivisektion, Impfung, Einsperrung und Abrichtung von Tieren in Käfigen, Menagerien und Tierparks, Stierkampf, Alkoholismus, Nikotinismus, Medizinismus und so weiter«.

Leider führte Wolff nicht aus, was genau für ihn ein »Tierstoff« ist, aber es ist anzunehmen, dass er damit tatsächlich alles meinte, was vom Tier kam. Das würde auch zu seiner Schlussfolgerung passen: »Der Deutsche Vegetarierbund ist der eigentliche und einzige wirkliche Tierschutzbund in Deutschland.«

Magnus Schwantje, schon um die Jahrhundertwende im Berliner Tierschutzverein aktiv, liebäugelte zwar auch mit der Idee

> **Wir brauchen kein Tierfleisch, kein Tierfett**
> zu unserer Ernährung. Wir sind froh, leistungsfähig und freuen uns stets auf das Essen, denn wir haben eine edlere, gesündere Nahrung: reine pflanzliche Kost. Dabei brauchen wir aber nichts zu entbehren, die
> **Eden-Pflanzenbutter** (Edelmargarine mit Vitamingehalt)
>
> bisher Kiel's *Gesunde Kraft*
> **Edener Pflanzenfleisch**
> **Edener pflanzliche Wurst**
>
> bieten unserem Körper nicht nur die nötigen Aufbau-, Energiestoffe und Wärmeeinheiten, sondern auch die Geschmacksnerven werden vollkommen befriedigt. In den Reformhäusern zu haben!

Überlegene Pflanzenkost: Werbung für Eden-Produkte, 1931

einer veganen Gesellschaft, vertrat aber zumindest in den 1920er Jahren noch die unter Vegetariern verbreitete Ansicht, dieses Projekt könne erst in einer nicht näher bestimmten Zukunft angepackt werden. Mit dieser Position machte er sich angreifbar. Vor dem Ersten Weltkrieg war diese Deutung noch Gemeingut gewesen. Aber in der Weimarer Republik war es schwieriger, auf eine neue Zeit zu verweisen, die erst in ferner Zukunft kommen würde. Denn sie war ja schon da, allein durch das Ende des Weltkriegs und den Wandel des politischen Systems. Außerdem war die Gesellschaft eben in den Augen der Vegetarier durch den Krieg notgedrungen auf den Wert der Pflanzenkost aufmerksam gemacht worden, die Ideen der Lebensreform waren in aller Munde: Gesundheit, Natürlichkeit, Ganzheitlichkeit. Gerade davon wollten sich Leute wie Bruno Wolff abwenden, sie setzten eben nicht mehr auf Reform, sondern sprachen vielmehr von einer Revolution.

Schwantje war es offenbar gewohnt, dass extremere Tierschützer ihm Vorhaltungen machten. Jedenfalls hatte er sich schon 1925 in der zweiten Auflage seiner kleinen Schrift mit dem Titel »Hat der Mensch das Recht Fleisch zu essen?« gegen den Vorwurf verteidigt, die Frage nach Milch, Eiern und Leder nicht radikal genug zu beantworten. Aber er blieb bei seiner Position. »Ich habe zwar die Behauptung widerlegt, dass der Vegetarier in unserer Zeit durch den Verbrauch von Leder, Milch, Eiern usw. sich mitschuldig an der Tiertötung mache; aber nicht bestritten, dass in späteren Zeiten, in denen der Fleischverbrauch sehr eingeschränkt sein wird, jede Benutzung dieser Stoffe verwerflich sein wird.« Schwantje argumentierte, »in der jetzigen Zeit« würde der Verzicht auf diese Stoffe die Zahl der getöteten Tiere nicht senken. Vegetarier, die Milch genössen, machten sich nicht mitschuldig am Schlachten. »Denn eine geringe Milchproduktion wäre auch ohne Tiertötung möglich; und der Verzicht der Vegetarier auf Milch würde gewiss nicht die Zahl der geschlachteten Tiere vermindern.« Genauso sehe es bei den Eiern aus: »Ebenso würden in unserer Zeit die Vegetarier durch den Verzicht auf Eier nicht einem einzigen Tier das Leben retten.« In einer Fußnote erläutert Schwantje noch, dass es schließlich auch »Vegetarismus« und nicht »Vegetabilianismus« heiße. Daher könne »Vegetarismus« auch nicht mit »Pflanzenessen« übersetzt werden.

Bruno Wolff war zwar gegen jegliches »Tierstoffessen«. Aber das Thema Essen interessierte ihn offenbar nicht so brennend, wie man das von einem Veganer erwarten könnte. Er erwähnte seine ablehnende Haltung gegenüber Milch und Eiern zwar hin und wieder, üblicherweise aber, ohne weiter darauf einzugehen. Wolff hatte sicher erkannt, dass sich mit der Radikalität des Tötens im Schlachthof, mit drastischen Wortbildern von Blut, Schmerz und Gewalt besser punkten ließ. So wandte er sich auch in jenem ersten Artikel als Bundesvorsitzender gegen jene Tierschutzvereine, die argumentierten, Tiere zu essen sei erlaubt, sofern die Tiere »human« getötet würden. Die Mitglieder dieser Vereine würden dann als Sachverständige angesehen und so zu den »ärgsten Feinden« des Tierschutzes werden – genauso wie jene, die mit Zoos zusammenarbeiteten, statt deren Abschaffung zu fordern. Auch das ging wieder gegen Schwantje: Wenn der »Bund für radikale Ethik« diese Vereine als Bundesgenossen gelten lassen wolle, schrieb Wolff sinngemäß, dann verdiene er seinen Namen nicht. Eine klare Kampfansage an den einzigen anderen Verein der Zeit, der ähnlich ernst machte mit dem radikalen Tierschutz.

In der »Vegetarischen Warte« hatte es in den Jahren nach dem Krieg noch einigen Streit darüber gegeben, ob die gesundheitliche oder die ethische Richtung des Vegetarismus richtig sei. Ende der 1920er Jahre konnte sich dann aber schließlich die ethische Richtung durchsetzen. Von 1930 an zeichnete sich zudem ein starker Personenkult ab: In jeder Ausgabe schmückte sich die »Vegetarische

Warte« mit Abbildungen vermeintlicher oder tatsächlicher Vegetarier der Vergangenheit. 1930 waren es eher Geistesgrößen wie Leo Tolstoi, Shelley, Lord Byron und Voltaire, 1931 dann die Prominenten der eigenen Vergangenheit wie August Aderholdt, Gustav Schlickeysen und Gustav Struves Frau Amalie. 1932 erhielten die zwölf Hefte die »Patenschaft der auserlesensten vegetarischen Geister des Altertums«. Die antiken »Profeten«, die hier geboten wurden, waren Pythagoras, Sokrates und Plato. Die drei Hefte mit Augustinus im Oktober, Hieronymus im November und Buddha im Dezember, alle nicht mehr im engere Sinne antik, waren zugleich die letzten Blätter der Zeitschrift. Der 1892 gegründete »Deutsche Vegetarier-Bund« mit Sitz in Leipzig und einer noch älteren Tradition – er ging ja aus Baltzers Verein von 1867 hervor – bestand noch eine Weile weiter. Er löste sich 1935 selbst auf. Als dann im selben Jahr noch andere, ebenfalls mitgliederschwache Vegetarier-Vereine in die nationalsozialistische »Gesellschaft für Lebensreform« eingegliedert werden sollten, war von ihm schon nicht mehr die Rede.

Hitler, der Flexitarier

Der Personenkult der »Vegetarischen Warte« passte zum Führerkult der Zeit um 1930; auch die »Vegetarische Presse«, die der »Verband Deutscher Vegetarier-Vereine« herausgab, veröffentlichte damals oft Biografien und stellte sie jeweils explizit unter die Überschrift »Führer«. In den frühen 1930er Jahren hofften viele Deutsche auf einen Führer. Die Nationalsozialisten unter ihnen hatten schon einen gefunden und kämpften dafür, die Macht über den Staat zu erlangen.

Auch die »Vegetarische Warte« stimmte in die Sehnsuchtsgesänge ein, 1931 etwa mit den Worten: »Man stelle sich vor, es käme heute ein wirklicher Führer an die Spitze unseres Staates, ein Mann mit krystallklarem Blick für die Lebensbelange seines Volkes und ein Mann von stahlharter Willenskraft. Was wären die Hauptaufgaben, die er zunächst zu lösen hätte?« Sodann zählt die Zeitschrift auf, was der Führer aus ihrer Sicht als Erstes anpacken sollte: die gesamte Tierwirtschaft abschaffen und damit die Verschuldung beenden. Denn ohne Viehzucht, so die Kalkulation, könnte Deutschland seine Menschen mit Leichtigkeit selbst ernähren, ja, darüber hinaus ein Dreifaches an Menschen zusätzlich ernähren. Da die Deutschen ihre Lebensweise nicht freiwillig umstellen würden, müsse ein Zwang durch Gesetze her, sodann sollten alle Tiere schnell und schmerzlos geschlachtet werden. Der riesige Fleischvorrat, der dadurch entstünde, könnte während der Umstellungszeit zum Teil noch gegessen und zum Teil exportiert werden.

Die Vegetarier machten nun also Ernst mit ihrer Vision eines veganen Staates, offenbar sahen sie sich schon ganz kurz davor. Hatten sie früher noch darauf gehofft, dass die Menschen selbst zu der Einsicht kämen, ausschließlich von Pflanzen leben zu können, waren sie jetzt der Ansicht, das erzwingen zu können – mit Hilfe eines Führers. »Gänzlich gesperrt würde alsbald die gesamte Einfuhr von Tieren, Fleischwaren, tierischen Erzeugnissen jeder Art, alkoholischen Getränken und Tabak; möglichst erleichtert würde dagegen die von Südfrüchten, zunächst auch noch in gewissem Umfange von Gemüsen und Obst, bis wir das alles in genügender Menge im eigenen Lande erzeugen könnten.« Die Landwirtschaft müsste mehr auf maschinelle Feldbestellung setzen. Denn es würde ja sehr viel Land frei, wenn es keine Viehzucht mehr gäbe und für Alkoholgetränke weder Hopfen noch Kartoffeln noch Gerste angebaut würden, ebenso wenig wie Tabak.

Als dann wirklich ein neuer »Führer« kam, war er sogar Vegetarier, mehr oder weniger jedenfalls. Adolf Hitler aß grundsätzlich kein Fleisch, aber seine Sekretärin Traudel Junge erzählte 2002 in André Hellers Film »Im toten Winkel«, dass er durchaus Ausnahmen gemacht habe. Nach heutigen Maßstäben würde man ihn wohl als »Flexitarier« bezeichnen. Veganer war Hitler auf keinen Fall, er mochte Süßes, Mehlspeisen und Knödel, aber Alkohol und Tabak lehnte er offenbar ebenso ab wie Fleisch. Henry Picker, der als Zivilbeamter im Führerhauptquartier arbeitete, notierte am 20. April 1942, also an Hitlers 53. Geburtstag: »Es gibt heute Koteletts, Rotkohl, Kartoffeln und Sauce, hinterher Obstsalat. Dazu für die Begleitmannschaften und so fort überall den gleichen Wein (Piesporter Goldtröpfchen) und eine Tasse Bohnenkaffee zu Mittag. Zum Abendessen: Bratkartoffeln mit Schinken und Spargelsalat. Herrlich für alle außer für Hitler, der ja weder Fleisch noch Wein anrührt.«

Viele Vegetarier und Lebensreformer fanden die Abstinenz des neuen Reichskanzlers großartig. Nach der Ernennung Hitlers zum Reichkanzler vom Januar 1933 schrieb die »Vegetarische Presse« prompt im Februar in absurder Selbstüberschätzung, das sei der »bisher größte Außenerfolg der vegetarischen Bewegung«. Im April 1933 berichtete eine Gruppe Neuformer, wie sie bei einer Besichtigung des »Braunen Hauses« in München am freien Tisch der Reichsleitung in der Kantine im Kellergeschoss Platz nehmen durfte. »Kaum aber hatten wir unsere Suppe gegessen, als bereits die Meldung durchlief, der Führer werde in einigen Minuten das Essen unten einnehmen. An einem der Nebentische wurde nunmehr für uns Platz gemacht. Voll innerer Erregung warteten wir nun auf den Augenblick, in dem der Führer die Kantine betreten würde.« Als das geschah, erhoben sich alle zum Hitler-Gruß. Natürlich beobachteten die Neuformer in der nächsten Stunde genau, was Hitler zu sich nahm: erst ein Fachinger Wasser (»genannt Hitler-Geist«), dann eine Salatplatte, und »auch sein Adjutant aß vegetarisch«.

Warum Hitler vegetarisch lebte, ist nicht ganz eindeutig. Historiker haben dafür unter anderem den Einfluss Richard Wagners angeführt, der ebenfalls Vegetarier war, weiterhin die Tierliebe Hitlers, seine Verdauungsprobleme und den Wunsch nach Gesundheit und Kraft. Robert N. Proctor hat das in seinem lesenswerten Buch »Blitzkrieg gegen den Krebs« über die Ernährung im »Dritten Reich« dargelegt. Demnach hatte Hitler 1931 weitgehend aufgehört, Fleisch zu essen, verschlang aber jeden Tag bis zu einem Kilo Schokolade (was die Verdauungsprobleme erklären könnte) und mochte wohl auch Hummer, Krebse und Langusten. Heinrich Himmler dagegen soll ein Anhänger der Rohkost gewesen sein. Offenbar führte er auch die Gesundheit östlicher Völker auf deren pflanzliche Ernährung zurück. Fettleibigkeit war dem Reichsführer SS ein Greuel, er wollte die Vollkornkost fördern und die Macht der Lebensmittelkonzerne beschneiden, die Essen mit künstlichen Inhaltsstoffen versetzten. Himmler hatte Bircher-Benner gelesen, der für eine weitgehend pflanzliche, fast vegane Ernährung eintrat. Aber wie Hitler wollte auch Himmler offenbar erst nach dem Krieg eine groß angelegte Kampagne für diese Ernährung ins Leben rufen.

Möglich ist auch, dass der Grund für Hitlers Vegetarismus darin liegt, dass er Reinlichkeitsfanatiker und Zwangsneurotiker war, einer, der sich, wie Henry Picker weiter berichtet, im Führerhauptquartier mehrmals am Tag duschte, seine Leibwäsche wechselte, sich vor jedem Essen und jeder Besprechung mit Odol-Mundwasser den Mund spülte und sich »x-mal« am Tag die Hände wusch.

Die Stille um den Veganismus im »Dritten Reich«

Hitlers persönlicher Vegetarismus änderte aber nichts daran, dass die Vegetariervereine 1935 vor die Frage gestellt wurden, ob sie sich gleichschalten ließen oder selbst auflösten, um einem Verbot zu entgehen. Denn die auch auf internationaler Ebene organisierten Vegetarier standen bei den Nationalsozialisten im Verdacht, bolschewistisch, zumindest aber pazifistisch angehaucht zu sein. Außerdem war die eigene Ideologie der Vegetarier zu ausgeprägt, um einfach so geduldet werden zu können. Selbst die viel konformere Neuform-Genossenschaft, die sich 1933 sofort begeistert zur neuen Regierung geäußert hatte, wurde 1935 von einem V-Mann des Sicherheitsdienstes der Reichsführung SS beobachtet. Das Hauptanliegen war herauszufinden, ob »falsche Idealisten« Einfluss nähmen, wie Dokumente im Berliner Bundesarchiv zeigen.

Bei den Vegetariern kam die Frage nach Gleichschaltung oder kompletter Auflösung aber 1935 ohnehin auf dasselbe heraus, denn zu dieser Zeit war der organisierte Vegetarismus, ob nun in Form eines veganen Hochvegetarismus oder in gemilderter Form, in Deutschland faktisch schon tot. Bruno Wolff und seine Vorstandskollegen waren für fünf Jahre gewählt, bis Ende 1935. »Vielleicht wird dieses halbe Dezennium bedeutungsvoller für den Aufstieg unserer Bewegung werden als alle vorangegangen Jahre; wenigstens wollen wir unsere Bundespflichten in der Überzeugung ausüben, dass in den nächsten fünf Jahren ein bedeutsamer Schritt vorwärts auf dem Weg zu unserem Ziel getan werden muss.« Es kam anders, Wolffs Verein war fast bedeutungslos geworden und löste sich 1935 selbst auf.

Die anderen Vereine sollten zunächst gleichgeschaltet werden. Anfang 1935 waren der »Verband deutscher Vegetariervereine« mit

Sitz in Eden, der »Neuleben-Kreis für natürliche Lebensgestaltung« mit Sitz in Rheydt, das heute zu Mönchengladbach gehört, und der »Deutsche Vegetarier-Verband« mit Sitz in Dresden der »Deutschen Gesellschaft für Lebensreform« als Untergruppen beigetreten. Im Archiv der Eden-Siedlung in Oranienburg findet sich ein Brief des Vorsitzenden dieser Gesellschaft vom 3. Juli 1935. Darin werden die Vorsitzenden der drei Vegetarier-Vereine aufgefordert, bis zum Herbst Vorschläge für einen nach dem Gründervater des deutschen Vegetarismus Eduard Baltzer benannten »Baltzer-Bund« zu unterbreiten. Ein freireligiöser Veganer hätte also für den nationalsozialistischen Vegetarierbund Pate gestanden. Zur Begründung für die Gleichschaltung hieß es: »Dem nationalsozialistischen Grundsatz der Einheit entsprechend ist es auf Dauer untragbar, dass 3 Vegetarier-Vereine mit geringer Mitgliedzahl nebeneinander, teilweise sogar gegeneinander arbeiten. Ihr Verband wurde im Rahmen der Deutschen Gesellschaft für Lebensreform bis auf weiters als Untergruppe anerkannt und dem Schicksal der Auflösung entzogen. Jedem Einsichtigen ist es klar, dass eine Einigung der 3 hauptsächlichsten Vertreter des Vegetarismus sich vollziehen muss. Ich freue mich, diesen Wunsch als Gemeingut der 3 Vereine zu sehen.«

Darauf folgte ein reger Briefwechsel zwischen den Vorsitzenden, aus dem nebenbei auch hervorgeht, dass die Verbände den Vegetarismus als Verzicht auf vom toten Tier stammende Nahrungsmittel, Alkohol und Tabak definierten, also nicht vegan waren. Aber im August überlegte es sich der Vorsitzende der »Deutschen Gesellschaft für Lebensreform« anders. Er nahm den »9. Internationalen Vegetarier-Kongress« in Dänemark zum Anlass, den Vegetarismus als potenziell marxistisch und bolschewistisch zu geißeln. Etlichen deutschen Vegetariern war die Reise nach Dänemark verweigert worden. In der Zeit danach lösten sich zwei der drei als Untergruppen anerkannten Vereine auf. Der 1892 gegründete »Deutsche Vegetarier-Bund« mit Sitz in Leipzig hatte bei der Gleichschaltung und den Plänen für den »Baltzer-Bund« keine Rolle gespielt. Die »Vegetarische Warte«, die zuletzt als einzige Zeitschrift für den Veganismus eingetreten war, gab es schon seit 1933 nicht mehr. 1932 war noch der 65. Jahrgang der Zeitschrift erschienen: Sie berief sich auf Eduard Baltzer, der sie 1868 als »Vereinsblatt für Freunde der natürlichen Lebensweise (Vegetarianer)« gegründet haben soll. Zwischenzeitlich wurde sie in »Vegetarische Rundschau« umbenannt. 1867 hatte Baltzer den ersten deutschen Vegetarier-Verein gegründet, der 1892 wohl im »Deutschen Vegetarier-Bund« aufgegangen sein muss. Der Verein, der offenbar so bedeutungslos geworden war, dass die »Deutsche Gesellschaft für Lebensreform« ihn gar nicht berücksichtigte, löste sich Ende 1935 ebenfalls sang- und klanglos auf. Nur der »Neuleben-Kreis für natürliche Lebensgestaltung«, der den Vegetarismus nicht im Namen trug und jeden aufnahm, der »sich zur eigenverantwortlichen Mitarbeit im Sinne des Leitgedankens, ohne bestimmte bindende Verpflichtung, bereit erklärt«, bestand weiter.

Das passte zur nationalsozialistischen Propaganda, in der der Vegetarismus ebenfalls nicht vorkam. Im Gegenteil, in den Schriften zur Ernährung wurde in dieser Zeit stets ein gewisser, wenn auch niedriger Anteil von Fleisch in der Ernährung empfohlen. So hieß es in den »Richtlinien für Ernährung« der Reichsarbeitsgemeinschaft für Volksernährung: »Die rein vegetarische Ernährung (...) wird nicht propagiert. Wenn einzelne Personen aus besonderen Gründen sich vegetarisch ernähren wollen, so sind hiergegen keine Bedenken geltend zu machen.« Rohkost erkannten die Richtlinien als »Zukost« an, als ausschließliche Nahrung sei sie aber nur zu empfehlen, wenn der Arzt dazu rate. Auch in einem Lehrbuch über die »Grundlagen der neuzeitlichen Ernährung des deutschen Menschen« für Studierende und Ärzte, verfasst 1939 von Ferdinand Bertram, heißt es: »Als Volksernährung können Rohkost und vegetarische Ernährung unter keinen Umständen anerkannt werden. Sie sind in diesem Sinne als Modeströmungen scharf abzulehnen.« Auch die Reformhäuser traten jetzt nicht mehr für den Vegetarismus ein. Ein veganes Leben hatten sie ohnehin nie empfohlen.

Und auch vegetarische Speisehäuser wie zu Zeiten des Vegetariers und späteren Veganers Reinhold Riedel gab es nicht mehr. Margarethe Nothnagel aus dem Hauptamt für Volksgesundheit der Reichsleitung der NSDAP schrieb 1938 im »Jahrbuch der Deutschen Lebensreform«, das die Gesellschaft herausgab, über Reformgaststätten: »Genauso wenig, wie reformerisch leben mit vegetarisch leben gleichzusetzen ist, braucht die Reformgaststätte nicht etwa

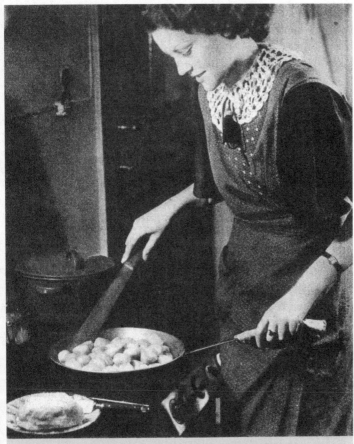

Bratkartoffeln aus rohen Kartoffeln bereiten! Das spart Fett!

Hausfrauen-Tipp aus der »Reform-Rundschau« im Februar 1940

einseitig vegetarisch aufgezogen sein. Es geht viel weniger um die Frage: vegetarisch oder mit Fleisch und Fisch, mit Milch und Eiern, sondern der Weg weist zu bodenständiger Kost in der richtigen Zusammenstellung und vor allem in der richtigen Zubereitung.« Einzelnen Vegetariern wurde, wie es auch 1939 im »Jahrbuch der deutschen Lebensreform« hieß, volle Freiheit hinsichtlich ihrer persönlichen Lebensart zugesichert. »Der Vegetarismus als politische Idee oder als ›Religion‹ ist jedoch untragbar.« Nach der Auflösung der Vereine war ein »Arbeitskreis Vegetarierfragen« gegründet worden, der davon ausging, dass der Vegetarismus eine »reine Ernährungsform, nicht Weltanschauung oder Lebensanschauung« und als solche »innerhalb gewisser Grenzen berechtigt« sei.

Hitler sagte, so ist es bei Proctor nachzulesen, im April 1942 zu Goebbels, er wolle bis nach dem Krieg damit warten, das Thema Vegetarismus anzugehen. Der Nationalsozialismus hätte seiner Ansicht nach nie triumphieren können, hätte er darauf bestanden, das Fleisch zu verbieten. Weil es im Jahr 1935 keine Vegetariervereine mehr außerhalb der Dachorganisation »Deutsche Gesellschaft für Lebensreform« gab, spielte insbesondere der Veganismus überhaupt keine Rolle mehr in der Öffentlichkeit. Im April 1941 war es noch erlaubt und möglich, Fleischkarten gegen Lebensmittelkarten für Butter, Quark und Nährmittel einzutauschen. Von einem Tausch etwa gegen Kartoffelkarten war nicht die Rede, »vegetarisch« war definiert als fleisch- und fischfrei. Veganer waren im »Dritten Reich« nicht vorgesehen. Das heißt nicht, dass Einzelne nicht trotzdem weiter vegan lebten. Im Zweiten Weltkrieg wiederholte sich außerdem, was schon im Ersten Weltkrieg geschehen war: Die Not machte etliche Menschen unfreiwillig zu Veganern. Aber von 1933 an blieb es in Deutschland für fast ein Vierteljahrhundert still um den Veganismus. Mitten in diesem Vierteljahrhundert geschah es, dass er endlich zu seinem Namen kam. Aber das war im unfassbar fernen England, im November 1944, und in Deutschland hatten auch die Vegetarier gerade andere Sorgen.

ZWEITER TEIL

Die Erfindung des Wortes

Donald Watson sucht einen Namen

Es war ihnen längst bewusst gewesen: Sie steckten fest auf halber Strecke. Über Jahre hatten sie gehofft, dass eine Krise ihres Gewissens sie befreien würde. Bis das geschah, lebten sie weiter vor sich hin als Milch-Vegetarier, engagierten sich in ihren Vegetarier-Vereinen in verschiedenen Städten Englands. Der Augenblick der Befreiung kam 1944: Anfang November scharten sich ein paar Frauen und Männer in London um einen 34 Jahre alten Vegetarier und Kriegsdienstverweigerer namens Donald Watson. Sie hatten sich eingestanden, dass die übliche Entschuldigung für den Milchverzehr nicht mehr zu halten war. Die strengen Vegetarier hatten sich klargemacht, dass zur Milchwirtschaft immer auch das Ausbeuten und Schlachten gehörte. Auch bei den sogenannten humanitären Bauern, denn auch die wollten schließlich Gewinn machen. So tippte es besagter Donald Watson am 24. November in seiner Heimatstadt Leicester in die Schreibmaschine.

Der Mann war verheiratet und im Hauptberuf Lehrer für Holzarbeiten, er hatte erst das Holz-Handwerk gelernt und sich dann zum Lehrer fortgebildet. Vegetarier war er, zumindest erzählte er das im Alter von 92 Jahren rückblickend in einem Interview, schon seit seinem Neujahrsvorsatz von 1924. Damals war er dreizehn Jahre alt. Er hielt sich sein Leben lang daran.

Im November 1944 also war es für das Grüppchen englischer Vegetarier Zeit für den nächsten Schritt. Sie gründeten in London eine Gruppe von Gleichgesinnten: Vegetarier, die auf jegliches tierisches Essen verzichteten. Zuvor hatte Watson erwogen, eine Untergruppe in der »Vegetarischen Gesellschaft« aufzumachen, zusammen mit einer Mitstreiterin namens Elsie Shrigley. Das war schon im August gewesen. Aber obwohl der Vorstand durchaus Sympathie für die Idee hatte, wollte er den Nicht-Milch-Vegetariern keinen eigenen festen Platz in der Vereins-Zeitschrift zugestehen. Der Verein wollte sich lieber weiter mit voller Kraft der Abschaffung des Fleischessens widmen. Also schlug der Vorstand Watson und Shrigley vor, eine eigene Organisation zu schaffen.

Und so trafen sich die beiden mit vier Gleichgesinnten im »Attic Club«, einem vegetarischen Café und Speisehaus im Londoner Stadtteil Holborn. Irgendwann Anfang November muss das gewesen sein, das genaue Datum ihres Gründungstages kennt selbst die heutige britische »Vegane Gesellschaft« nicht. Der Weltvegantag jedenfalls wurde aus Anlass ihres fünfzigjährigen Bestehens 1994 auf den 1. November festgelegt.

Außer den sechs Männern und Frauen, die auf den Holzstühlen im »Attic Club« tagten, gehörten noch neunzehn weitere zu dem Kreis um Watson. Aber sie lebten so verstreut, dass es schwierig war, einen echten Vorstand zu bilden. Auch Watsons Heimatstadt Leicester liegt 160 Kilometer nördlich von London. Mangels anderer Freiwilliger übernahm Watson erst einmal sämtliche Ämter: Schriftführer, Kassenwart, Rechnungsprüfer.

Von den 25 Männern und Frauen hatten manche schon ein paar Jahre, andere erst ein paar Wochen auf alles tierische Essen verzichtet. »Wir glauben, dass unsere Ideen und Erfahrungen ausgereift genug sind, um festgehalten zu werden«: So schrieb es Watson in der ersten Ausgabe der Vierteljahrsschrift der Nicht-Milch-Vegetarier, die das Datum 24. November 1944 trägt. »Quarterly Magazine of the Non-Dairy Vegetarians«: So tippte er es in Großbuchstaben als Untertitel auf die erste Seite. Der Titel wurde handschriftlich eingefügt: »The Vegan News«, das »The« klein oben links. Und dann, in

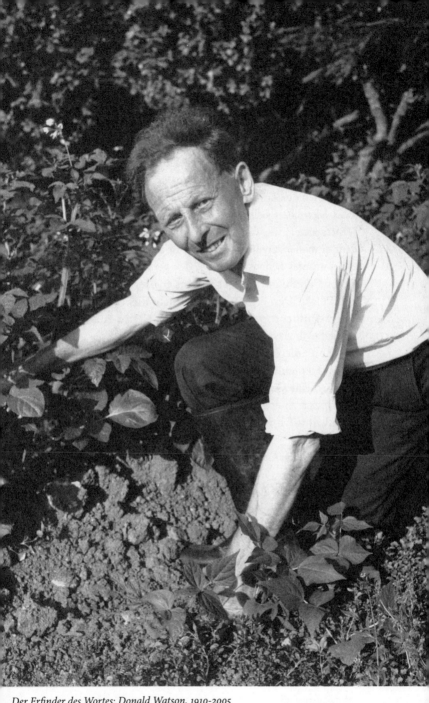
Der Erfinder des Wortes: Donald Watson, 1910-2005

freihändig gezeichneten, umrandeten Großbuchstaben mit weißem Innenfeld: »Vegan News«. Die vier Seiten des ersten Vegan-Magazins vervielfältigte Watson anschließend mit einer Matrize.

In dem Text, der einem Manifest ähnelt, vergleicht Watson die Gesellschaft, die sich seiner Meinung nach auf die Ausbeutung von Tieren gründete, mit früheren Gesellschaften, deren Grundlage die Ausbeutung von Sklaven war. Für den moralisch fortgeschrittenen Menschen der Zukunft werde es eine abscheuliche Vorstellung sein, dass Menschen sich einst von Tierprodukten ernährt hätten. Der Vegetarismus war für ihn nur ein Zwischenschritt zu einer »wahrhaft humanen, zivilisierten Diät«. Er und seine Leute wollten »während unseres Lebens auf der Erde« versuchen, den ganzen Weg zu gehen. »Während unseres Lebens«: Jeder einzelne stand jetzt in der Pflicht. Der Veganismus war nicht mehr eine Sache künftiger, fortgeschrittener, vor allem aber fernerer Generationen, sondern eine Aufgabe für das Hier und Jetzt.

»Kann die Zeit jemals reif für eine Reform sein, wenn sie nicht durch menschlichen Entschluss reif gemacht wird?« Watson jedenfalls sah eine Gefahr darin, es der Nachwelt zu überlassen, die eigenen Ideale zu erfüllen. Denn was, wenn die Nachwelt diese Ideale gar nicht teilen würde? Es sei Zeit zu handeln, um neue Standards zu etablieren. »Zu diesem Zweck haben wir unsere Gruppe gebildet, die erste ihrer Art, wie wir glauben, in diesem oder jedem anderen Land.«

Watson rief die anderen 24 Mitglieder auf, Beiträge für das Magazin zu schreiben, und schlug gleich ein paar Themen für die nächsten Ausgaben vor, die denen der hergebrachten Vegetarier-Zeitschriften stark ähnelten: Erfahrungsberichte über Gesundheit, Rezepte, Tipps fürs Gärtnern und die Babypflege, »spirituelle Philosophie«; Anzeigen sollten für Mitglieder kostenlos sein. Trotzdem war die Zeitschrift aus seiner Sicht Pionierarbeit – eben weil alle Inhalte um das Thema »vegan« kreisen sollten.

Watson führte das Wort aber nicht fest ein. Zwar stand es groß über dem Text, aber ein Abschnitt auf der zweiten Seite der vier Seiten trug die Überschrift: »Wanted – A Name«. Name gesucht. Watson schlug mehrere Bezeichnungen vor, verwarf sie aber im selben Atemzug wieder. »Non-dairy«, also »Ohne Milchprodukte«, habe sich etabliert und sei allgemeinverständlich, aber genau wie »Nonlacto« zu negativ. »Wir brauchen einen Namen, der klarmacht, was wir essen, und wenn möglich einen, in dem mitschwingt, dass die Natur uns trotz des Tabus aller tierischen Nahrung ein verblüffendes Sortiment anbietet, aus dem wir wählen können.« Es ging Watson also wenigstens genauso sehr um Genuss wie um Verzicht. »Vegetarier« und »Frutarier« seien schon verknüpft mit den Namen von Vereinen, die auch die »Früchte« von Kühen und Geflügel erlaubten.

Sodann brachte Watson einen angesichts des Zeitschriften-Namens wenig verwunderlichen Vorschlag in Stellung, den er und auch seine ebenfalls in der Sache aktive Frau Dorothy klar bevorzugten – auch wenn, wie er später berichtete, möglicherweise ein anderes Gründungsmitglied ursprünglich die Idee für die Wortschöpfung gehabt hatte. »Da diese erste Ausgabe unserer Zeitschrift einen Namen brauchte, habe ich den Titel ›The Vegan News‹ benutzt. Sollten wir ihn annehmen, wird unsere Kostform bald als VEGANE Kostform bekannt werden, und wir sollten nach dem Rang von VEGANERN streben.«

Andere Vorschläge von Mitgliedern seien willkommen, ergänzte der Schriftführer, Kassenwart und Rechnungsprüfer des neuen Vereins pflichtschuldig. Aber er hatte noch ein Argument für das Wort »Veganer«: Alle Schriftführer der Vegetarier-Vereine wüssten nur zu gut, welche Vorzüge ein kurzer Name habe – allein schon aus der leidvollen Erfahrung heraus, »tausende Male im Jahr« das sperrige Wort »Vegetarian« tippen zu müssen.

Watson war klug genug, im November 1944 stets nur von »wir« zu schreiben. So vermied er jegliches Vorgreifen auf die Reaktionen aus der Gruppe. Aber die stellte sich auch nicht quer. Zwar wurden noch Vorschläge wie »Vitaner«, »Sanivor« (Gesundesser), »Benevor« (Gutesser) und »Beaumangeur« (Schönesser) eingereicht. Aber es blieb dennoch bei »Veganer«. Vielleicht spielte dabei auch eine kleine Rolle, dass das Wort »Vega« schon in den 1930er Jahren der Name eines vegetarischen Restaurants in London war. Die deutschen Inhaber eröffneten es nach Angaben der englischen »Veganen Gesellschaft« 1934, nachdem sie aus Nazi-Deutschland geflohen waren. Der Vorgänger in Köln hatte »Wega« geheißen. Gemeint war damit aber sicherlich der Stern Wega.

Wie auch immer: Das Wort war von Watson schlau gewählt. Denn »Vegan« verleugnete nicht seinen Ursprung, eben »Vegetarian«. Aber es symbolisierte einen schlankeren Vegetarismus, der zugleich für etwas ganz Neues stand. Indem Watson fünf Buchstaben aus der Mitte des Wortes wegnahm und die zwei verbleibenden Silben zu einem wohlklingenden Wort zusammenzog, kam auch nicht der Eindruck der Unvollständigkeit auf, nein, etwas in sich Vollkommenes entstand.

Die Veganer hatten jetzt einen Namen.

Der Begriff ist geprägt

In den Beziehungen zu den Milch-Vegetariern wollte Watson darauf setzen, dass diese tief in ihren Herzen wüssten, dass die Veganer im Recht seien. Er wollte keine Feindschaft mit den »Lactos«, zu denen die Veganer ja selbst lange gehört hatten, ihnen aber deutlich die »Wahrheit« sagen in der Hoffnung, sie für die Idee des Veganismus zu gewinnen.

Schließlich zählte Watson noch ein paar Gewissheiten aus Sicht eines Veganers auf. Es sind die üblichen Sätze, die strenge Vegetarier seit Jahrzehnten wiederholen: Die menschliche Anatomie ist fraglos die eines Früchtessers. Milchtrinken beim Erwachsenen ist eine Absurdität, die die Natur niemals beabsichtigt hat. Es geht uns ohne Milchprodukte mindestens genauso gut wie früher mit Milchprodukten. Mindestens 40 Prozent der Kühe haben Tuberkulose. Die Pasteurisierung erlaubt es Milchhändlern, mehrere Tage alte Milch zu verkaufen. Wer sich von dem angeblich »nahrhaften, erstklassigen« Tiereiweiß ernährt, stirbt an bösartigen Krankheiten.

Er fand es noch zu früh, um von einer physiologischen Überlegenheit der Pflanzendiät zu sprechen. Er merkte aber an, dass es sicherlich größere Risiken gebe, als sich von »sauberen Salaten, Früchten, Nüssen und Vollkorngetreide« zu ernähren. Und so führte Watson, wie das auch schon die Veganer vor der Erfindung des Begriffs getan hatten, seine persönliche Gesundheit als Beleg dafür an, dass diese Kostform nicht so schlecht sein könne: Er könne jetzt 230 Meilen am Tag radeln (kaum zu glauben). Dagegen sei er vor Jahren, als er noch Milch und Eier zu sich nahm, nach der Hälfte dieser

Entfernung bereit für ein Bed & Breakfast gewesen. Außerdem sei er in der Lage, zehn Stunden in seinem Garten zu graben, ohne sich am nächsten Morgen irgendwie anders zu fühlen. Aber man müsse mit solchen Aussagen vorsichtig sein: »Sonst hört die Welt von uns und erwartet acht Fuß große Muskelmonster mit rosigen Wangen, die gegen alle Krankheiten immun sind.« Acht Fuß – das sind immerhin 2,44 Meter. Watson fürchtete, dass sich die Welt auf jedes Zipperlein von Veganern stürzen würde, falls er und seine Leute mit ihrer Gesundheit protzten. Alle Zivilisationskrankheiten derer, die sich »richtig« ernährten, würden darüber vergessen werden. Aber auch als moralische Riesen wollte Watson sich und seinesgleichen nicht verstanden wissen. Schließlich handelte seiner Ansicht nach jeder Veganer aus Eigennutz, weil die vegane Kost so eindeutig der Selbsterhaltung diente.

Auch ein anderes Argument, das vor allem spätere Veganer regelmäßig anführten, taucht schon bei Watson auf: der von Vegetariern mitverschuldete, massenhafte Tod männlicher Küken, weil in Eierfabriken nur Legehennen gebraucht werden, keine Hähne. Watson befasste sich aber mehr mit den Milchprodukten als mit den Eiern. Auf Butter, Sahne und Milch im Tee und im Kaffee waren eben weniger Vegetarier bereit zu verzichten. Die Eier dagegen waren im Krieg auch in England knapper geworden und gehörten nicht so essenziell zur täglichen Nahrung der meisten Menschen wie Milch. Aber Watson war bereit, auch die Sache mit der Milch anzupacken. »Nussmilch ist ein guter Ersatz, aber sie passt nicht zu Tee (deshalb lasst den Tee weg und gewinnt noch einmal zehn Jahre Lebenszeit!)«. Vegetariern, die den ganzen Weg gehen, also veganer werden wollten, schlug er vor, nach dem Vorbild der Leute in der neuen Gruppe zuerst den Käse wegzulassen. Gegen den gab es schließlich auch unter Vegetariern wegen des bei der Herstellung verwendeten Kälberlabs die größten Vorbehalte.

Durch eine Spende eines der ersten Leser der »Vegan News« konnte Watson so viel Papier kaufen, dass die nächsten Ausgaben schon zwölf statt vier Seiten hatten. In England begann der Veganismus einen kleinen Siegeszug. 1956 wurde als nächster Meilenstein eine »Plantmilk Society«, eine »Gesellschaft für Pflanzenmilch« gegründet. Watson war sich schon 1944 sicher: Wenn sich die neue

Kostform durchgesetzt habe, würden Anblick und Geruch von Kuhmilchprodukten schnell vergessen sein.

Es kam anders. Aber immerhin prägte der Mann mit »Vegan« einen Begriff und damit eine Lebensform. Seit wenigen Jahren entdecken sie so viele Menschen für sich wie noch niemals zuvor. Den ganz großen Hype um den Veganismus in Amerika, England und Deutschland hat Watson nicht mehr erlebt. Aber schon 2002 hatte er, 92 Jahre alt, in einem Interview eine Botschaft an die schon damals Tausenden Veganer: »Ich wünsche mir, dass sie eine breite Perspektive dessen einnehmen, wofür der Veganismus steht. Nämlich für etwas, das mehr bedeutet als eine Alternative für, sagen wir, Rührei auf dem Toast zu finden oder ein neues Weihnachtskuchen-Rezept.«

An dieser Stelle ist es Zeit, Donald Watson und den englischen Veganismus zu verabschieden und nach Deutschland zurückzukehren, wo sich Wort und Idee langsamer durchsetzen sollten als in England. Donald Watson starb 2005 – als Veganer. Der Vater des Wortes wurde 95 Jahre alt.

DRITTER TEIL

Seit es das Wort gibt

Vegan im Bombenkrieg

In den Novembertagen 1944, in denen Donald Watson darüber sinnierte, welches Wort den Veganismus künftig am treffendsten beschreiben könnte, flog die Royal Air Force Luftangriffe auf deutsche Städte wie Essen, Dortmund, Münster und Aschaffenburg. Auch auf den Dortmund-Ems-Kanal und den Mittellandkanal fielen Tausende Tonnen britischer Bomben. England befand sich im Krieg, aber die Bevölkerung war davon nicht so vollständig in Beschlag genommen wie die deutsche. Als die ersten Veganer, die sich von da an auch so nannten, in London beisammensaßen, mussten sie nicht mehr dauernd um ihr Leben fürchten (vielleicht aber um das von Angehörigen, die in der Armee waren).

In Deutschland dagegen war das gesellschaftliche Leben weitgehend zum Erliegen gekommen. Auch die Lebensreformbewegung war Ende 1944 so gut wie verstummt, selbst die gleichgeschaltete »Deutsche Gesellschaft für Lebensreform« ließ nichts mehr von sich hören. Den Menschen ging es jetzt darum zu überleben und angesichts der im Lauf des Kriegs immer kleiner werdenden Rationen überhaupt noch etwas für die Lebensmittelmarken zu bekommen. Vielen war es da gleichgültig, ob sie für ihre Marken nun pflanzliche oder tierische Lebensmittel erhielten. Hauptsache, es gab überhaupt etwas zu essen.

Nach bestimmten Ernährungsgewohnheiten zu kochen ist in Friedenszeiten leichter als in der Not. Wenn Krieg herrscht, stehen andere Dinge im Vordergrund, als in ausgewählten Läden rein pflanzliche Produkte zu kaufen. Das heißt nicht, dass alle Vegetarier und Veganer im Zweiten Weltkrieg wieder Fleisch gegessen und Milch getrunken hätten, nachdem es sich ihre Eltern gerade erst in der Not des Ersten Weltkriegs abgewöhnt hatten. Vor allem die, die selbst Obst, Gemüse und Kartoffeln anbauten, dürften damit ganz gut über die Runden gekommen sein. Und auch in diesem Krieg waren viele Tierprodukte ohnehin knapp. Aber das Nachdenken über gesundes Essen und Tierschutz trat in diesem totalen Krieg zurück hinter die Bombenalarme, die in Großstädten Alltag geworden waren, und den Versuch, sich selbst und die Familie durchzubekommen. Zu fliehen, zu überleben, zusammenzubleiben.

Hinzu kam, dass es manch liebgewonnene Produkte, sei es der spezielle Hefewürzextrakt, sei es der vegetabile Brotaufstrich, schon seit Anfang der 1940er Jahre nicht mehr so einfach zu kaufen gab. Hatte es kurz vor dem Krieg noch rund 2000 Reformhäuser gegeben, so war ihre Zahl bei Kriegsende auf wenige hundert geschrumpft. Die anderen Läden waren von Bomben zerstört. Oder der Inhaber und die Verkäufer waren im Feld. Oder es waren nur noch so wenige Waren zu ergattern, dass es sich nicht mehr lohnte, das Geschäft zu öffnen.

Schon 1940 hatten Trockenfrüchte, Nüsse und Pflanzenmargarine in den Regalen komplett gefehlt. Im Februar des Jahres mahnte die Branchenzeitschrift »Der Reformwarenfachmann« die Mitglieder der Neuform-Genossenschaft beschwörend: »Niemals darf es einem Reformhaus gleichgültig sein, welche Waren es verkauft.« 1944 aber gab es dann kaum noch etwas zu verkaufen, das war in den Reformhäusern nicht anders als im übrigen Lebensmitteleinzelhandel. Auch die Geschäftsstelle der Neuform hatte eine Bombe getroffen. Im Bundesarchiv in Berlin findet sich eine Notiz der Gauwirtschaftskammer Berlin vom 10. Juni 1944, in der ein Sachverständiger angefordert wurde, um einen »Kriegsschaden« in der Neuform zu begutachten.

In der englischen Vegetarier-Zeitschrift »Vegetarian Messenger« hatte es laut Donald Watson vor der Gründung seiner Veganer-Gruppe eine rege Debatte über den Verzehr von Milchprodukten gegeben, und auch andere vegetarische Vereine im Vereinigten Königreich diskutierten offenbar ausgiebig darüber. Watson meinte sich im hohen Alter zu erinnern, dass eine Abstimmung darüber, ob Vegetarier Milch trinken dürften, bei der »Vegetarischen Gesellschaft« des Londoner Vororts Croydon 30 zu 2 für einen kompletten Milchverzicht ausgegangen sei. Solche Themen beschäftigten deutsche Vegetarier 1944 längst nicht mehr. Es erschienen auch keine Texte mehr über Vegetarismus oder Veganismus – allein deshalb nicht, weil es kaum noch Papier gab.

Schriften, die sich eindeutig vegetarisch positionierten, waren während des »Dritten Reichs« ohnehin immer seltener geworden. Nachdem die Vegetarier-Vereine 1935 der Gleichschaltung zum Opfer gefallen und in die neu geschaffene »Deutsche Gesellschaft für Lebensreform« eingegliedert worden waren, war nicht mehr viel von ihnen zu hören. Die »Vegetarische Warte« war nur bis Ende 1932 erschienen, die »Vegetarische Presse« hatte immerhin bis 1941 durchgehalten, ihr Erscheinen dann aber wegen Papiermangels ebenfalls eingestellt. Die Reformhaus-Kundenzeitschrift schaffte es noch bis 1943. Dann war Stille.

Watson schrieb in den »Vegan News«, es sei »nicht die leichteste Zeit« für einen solchen Wandel. »Aber wir denken, wenn wir jetzt das Fundament für unsere Bewegung legen, werden uns viele beitreten als eines ihrer ›Friedensziele‹.« In England funktionierte das besser als in Deutschland. Dort musste nach dem Zweiten Weltkrieg erst einmal der Vegetarismus wieder zum Leben erwachen, bevor Platz für den Veganismus entstand.

Siedlungen ohne Tiere

Erst allmählich gab es wieder Anlaufstellen für Vegetarier und Veganer in Deutschland. Im Mai 1946 entstand in Sontra bei Kassel die »Vegetarier-Union Deutschland« als ideelle Vereinigung »aller wirklichen Vegetarier«. Eines ihrer ersten Ziele war die »Auffindung und Sammlung aller Vegetarier und entsprechenden Interessenten«.

Die zweite Arbeitstagung der Gruppe im Oktober 1946 in Hannover war gleichzeitig die offizielle Gründungsversammlung der Union. Dabei ging es auch um die Frage, ob in künftigen vegetarischen Siedlungen Tiere gehalten werden dürften. Ein Referent aus Köln konnte laut Protokoll »in überzeugender Weise aus seiner eigenen, praktischen Arbeit darlegen, dass er für seinen Betrieb Tiere weder als Düngerlieferanten noch als Mitarbeiter benötigt«.

Auch gab es demnach eine ausführliche Debatte zum »umstrittenen Thema Tiere, d. h. Schlachttiere, Zugtiere, Ziertiere« in den erst noch zu gründenden Siedlungen. Das Ergebnis war ein Kompromiss: Bis »zur Erreichung eigener Erzeugung hinreichender Mengen pflanzlichen Eiweißes« sollten »tierisches Eiweiß in Form der Milch und deren Produkte zugestanden werden«. Ein Redner trat auch dafür ein, Tiere als »Freunde«, vor allem als »Gespielen der Kinder« zuzulassen, andere setzten sich für bestimmte Gattungen in vegetarischen Siedlungen ein, zum Beispiel das Shetland-Pony, die Kuh und das Schaf.

Schließlich wurde mit 21 gegen drei Stimmen eine Resolution angenommen, in der es hieß, jegliche Tierhaltung und das Verwenden von Tieren zu Ernährungszwecken verstoße gegen das Gewissen des Menschen, der sich damit eine »zu sühnende Schuld dem Bruder Tier gegenüber« aufgebürdet habe. Die Vegetarier erstrebten daher »als Idealbild ihrer Siedlungen und Ortschaften die Ausschaltung jeglicher Tiere«. Für eine »Übergangszeit, deren Abkürzung beständig beachtet werden soll«, war die genossenschaftliche Erzeugung von Milch und ihren Produkten aber zugelassen.

Das Protokoll lässt eine gewisse Aufbruchsstimmung spüren. Aber die Hochzeit vegetarischer Siedlungen war vorbei. Es gab allerdings einzelne Landwirte, die auf ihren Höfen die viehlose Landwirtschaft erprobten. Auf der Ersten Deutschen Volksgesundheits-Woche 1952 in Koblenz berichtete ein Bauer von seinen Erfahrungen damit, wie die »Reform-Rundschau« anschließend berichtete.

Die erste Nachkriegsausgabe der Reformhaus-Kundenzeitschrift kam erst 1949 heraus. Die in Zonen-Genossenschaften zersplitterte Neuform vereinigte sich sogar erst 1950 wieder, allerdings als rein westdeutsche Genossenschaft. Den Nachfolger der »Vegetarischen

Warte« mit dem Titel »Sei Mensch« brachte die Vegetarier-Union seit 1950 heraus.

Zu diesem Zeitpunkt dürften nur die wenigsten deutschen Vegetarier schon von Donald Watson gehört haben. Sie sahen die Zeit für ein Leben ohne Milchviehzucht noch nicht gekommen. Wäre die »Vegan Society« nicht im für Deutschland besonders verheerenden Kriegsjahr 1944 gegründet worden, also nachdem der Nationalsozialismus die Idee des Vegetarismus aus der Öffentlichkeit verdrängt hatte, sondern schon um die Jahrhundertwende, hätten sich die deutschen Vegetarier vermutlich sofort auf das Thema gestürzt, genauso wie die Reformhausinhaber. Von denen waren vor 1914 nämlich viele »strenge Vegetarier«. So berichtete es Werner Altpeter, der lange die Kundenzeitschrift der Neuform betreute, im Jahr 1964. Sie lebten also vermutlich mehr oder weniger vegan, wobei die alten Texte normalerweise nicht definierten, was sie mit »strengem Vegetarismus« meinten. Aus dem Kontext ging aber oft hervor, dass damit auch der Verzicht auf Milchprodukte und Eier gemeint war. Für 1964 ging Altpeter dagegen nur noch von fünf bis zehn Prozent der Reformhausinhaber aus, die vegetarisch lebten; das Adjektiv »streng« verwendete er in diesem Zusammenhang nicht. Die Zahl der Vegetarier in ganz Deutschland gab er für 1964 mit 100.000 an. Darunter dürften nur sehr wenige Veganer gewesen sein. Nach Krieg und Nationalsozialismus lag die Idee des Vegetarismus zunächst fast brach. Für die Idee des Veganismus gab es erst recht wenig fruchtbaren Boden.

Endlich wieder Butter – oder wenigstens Rama

Viele Großeltern können heute ihren erwachsenen Enkeln davon erzählen, wie köstlich das erste Brot mit Butter im Frieden schmeckte. Margarine hingegen schmeckt für manche nach wie vor nach Krieg. Der Butterersatz war im Krieg natürlich oft ebenfalls nicht vegan gewesen, sondern mit minderwertigem Tierfett verrührt – wie vor der Erfindung der Edener Pflanzenbutter. Die Kriegsmargarine war also tatsächlich ungesünder gewesen als Butter, sogar aus vegetarischer Sicht. Die Margarine, wie auch die Edener Pflanzenbutter aus Wettbewerbsgründen inzwischen heißen musste, hatte nun wieder dasselbe schlechte Image wie vor der Erfindung des Edeners Friedrich Landmann.

Das sollte sich erst wieder allmählich ändern, und zwar nachdem 1950 die Eden Waren GmbH in Bad Soden bei Frankfurt am Main gegründet worden war. Der Obstbaubetrieb Eden samt der Eden-Siedlung lag nach dem Krieg in der sowjetischen Besatzungszone und später in der DDR. Schon 1930 hatte das mit der Herstellung beauftragte Duisburger Lebensmittelwerk der Pflanzenbutter ungesättigte Öle beigemischt, damit warb auch das neue Unternehmen Eden seit den 1950er Jahren bei den Reformhauskunden. Über diese Kreise hinaus schaffte es die Reform-Margarine aber erst rund drei Jahrzehnte später, der Butter Konkurrenz zu machen – als gesündere Variante besonders für Menschen mit hohem Cholesterinspiegel.

Ein anderes Konkurrenzprodukt für die Pflanzenmargarine war schon vor dem Krieg die Rama, 1924 erstmals von den Jurgenswerken als »Rahma« auf den Markt gebracht. Die Assoziation zu Rahm war gewollt, Rama war von Anfang an nicht rein pflanzlich und auch gar nicht für Lebensreformer gedacht, sondern für die ganz normale deutsche Hausfrau. Auch als die Rama bald »Rama« ohne »h« hieß, warb das Unternehmen noch mit dem Ausdruck »buttergleich« für sein Produkt. Nach dem Krieg entstand dann der berühmte Slogan »Rama macht das Frühstück gut«. Auch das war ein Versuch, sich neben der Butter einen festen Platz in deutschen Haushalten zu sichern.

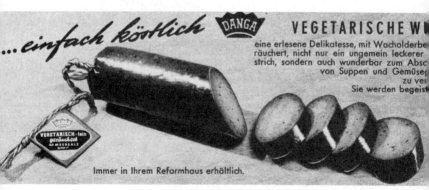

Ersatzprodukt: Anzeige für vegetarische Wurst von 1957

Die Rama sollte von Anfang an nicht vegan sein – und ist es bis heute nicht. In der Liste der Inhaltsstoffe steht an dritter Stelle nach »pflanzliche Öle und Fette (Raps, Palm)« und »Trinkwasser« das Wort »Molkenerzeugnis«. Seit 2013 gibt es nicht etwa eine vegane Variante, sondern eine »Rama mit Butter«, die immerhin 21 Prozent Butter enthält.

In der »Fresswelle« der 1950er Jahre, wie die Konsumhistoriker ein wesentliches Kennzeichen dieser Zeit genannt haben, bildete sich ein neues Ideal von Gesundheit heraus: Gesund hieß paus- oder zumindest rotbäckig wie das Rama-Mädchen. So sahen damals allerdings nur wenige echte Kinder und Jugendliche aus. Familien mit Söhnen und Töchtern, die dem properen Ideal entsprachen, hatten in den frühen 1950er Jahren vielleicht auch schon einen Kühlschrank, eine Waschmaschine oder sogar einen Fernseher im neuen Eigenheim. In solchen Familien war es ein Zeichen von Wohlstand, dass wieder regelmäßig Fleisch und Butter auf den Tisch kamen.

Die Zeitschriften dieser Jahre spiegeln diese ideale Welt des neuen Konsums wider. Donald Watson interessierte im Nachkriegsdeutschland so gut wie niemanden. Auch nicht in der Neuform-Genossenschaft. Im Gegenteil: In Reformhäusern gab es nun immer mehr Waren, vor allem Fertigprodukte, in denen auch Milchprodukte oder Eier enthalten waren. Veganer mussten sich die Inhaltsstoffe genau durchlesen. Fleisch und Fisch dagegen waren weiterhin per Satzung aus dem Warensortiment der Neuform ausgeschlossen. Vegetarier konnten bedenkenlos im Reformhaus einkaufen.

Für Fleisch und Wurst entstanden jetzt auch immer mehr pflanzliche Imitate. Die »Reform-Rundschau« warb im Januar 1957 für vegetarische Wurst, die mit Wacholderbeeren geräuchert war, und für den vegetabilen Brotaufstrich Tartex, der nach dem Krieg auf den Markt gekommen war und den auch Veganer gerne nutzten. Das Angebot der pflanzlichen Ersatzprodukte für Milch und Eier dagegen veränderte sich kaum. Weiterhin gab es Pflanzenmargarine, Kokosfett, Mandel- und Nussmilch. Die Zeit der veganen Innovationen war noch fern.

Hühner in Fabriken, Kühe an der Kette

Aber auch wenn der Veganismus noch weit davon entfernt war, in Mode zu kommen, entstand doch allmählich ein Bewusstsein dafür, dass auch Milch und Eier nicht immer gesund sind und die Bedingungen in der Tierhaltung nicht immer optimal. Auf einmal brachte die Reformhaus-Kundenzeitschrift Berichte über »Eiermanufakturen« und über Menschen, denen das Frühstücksei nicht mehr schmecke. Über tierische Fette, die das Krebsrisiko erhöhten, und darüber, dass Pflanzeneiweiß hochwertiger sei »als manchmal behauptet«. Allmählich machte sich ein Wandel bemerkbar, wenngleich noch nicht allzu weit über die Kreise der Lebensreformer hinaus.

Im September 1957 stellte die »Reform-Rundschau« fest, dass es in den Nachkriegsjahren mit der fettarmen Kost weniger Gallensteinkranke gegeben habe, denn tierische Fette förderten Gallensteine. Auch in Ländern, in denen vorwiegend mit pflanzlichem Öl gekocht wurde, sei die Krankheit nicht so verbreitet wie in Deutschland. Gleich im Oktober legte die Redaktion nach und schrieb, tierische Fette erhöhten den Cholesterinspiegel. Das heiße zwar nicht, dass Butter komplett zu meiden sei, aber es sei wichtig, Maß zu halten bei Butter, Rahm, Speck und Schmalz.

Auch Anfang der 1960er Jahre war der Veganismus noch kein Thema für die lebensreformerischen Zeitschriften. Der Vegetarismus hatte sich nach den Jahren des »Dritten Reichs« aber wieder als feste, wenn auch kleine Größe etabliert. Es erschienen Artikel, die das Schweinefleisch in Frage stellten, einmal auch ein Text über die lakto-vegetabile Diätkost in der Kantine einer Frankfurter Elektrofirma. Zunehmend spielte auch die Massentierhaltung eine Rolle. Es gab Kritik an »Kühen an der Kette« und an »Hühnerfabriken«, in denen nach dem »Broiler-System« gezüchtete amerikanische Hühnchen auf engstem Raum dahinvegetierten. Im Mai 1962 stellte die »Reform-Rundschau« auch wieder die ebenso bekannte wie rhetorische Frage, ob der Mensch gesund sein könne, wenn er Produkte vom ungesunden Tier verzehre. Aber selbst in einem Artikel über Rückstände von Pflanzenschutzmitteln in der Milch hieß es nicht, dass Vegetarier keine Milch und keine Eier mehr zu sich nehmen dürften.

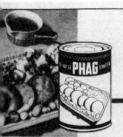

Direkt aus der Dose in die Pfanne...

kurz braten, und fertig ist das vegetarische „Schnitzel" aus Phag-Schnitten. Das schmeckt! Phag enthält alle lebenswichtigen Eiweiß-Aufbaustoffe. Und pflanzliches Eiweiß ist gesünder, ist frei von Stoffwechselschlacken. Deshalb:

PHAG-SCHNITTEN

— die Schweizer Pflanzenkost-Spezialität. Lizenzhersteller: DE-VAU-GE Gesundkostwerk, Hamburg.

EM-GYMNASTIK-
SSAGE-ENTSPANNUNG
rteljahreszeitschrift

Jedes Heft bringt interessante, sonst nirgends veröffentlichte Beiträge über die im Titel genannten Gebiete. Jahresabonnement DM 10,—, Einzelheft DM 3,—. Erhältlich in Ihrem Reformhaus.

Schnitzel aus der Dose: Werbung für vegetarische Fertigkost von 1962

Trotzdem gab es auch in Deutschland seit den 1950er Jahren einen kleinen Kreis von Menschen, die vegan lebten oder sich für den Veganismus interessierten. Einige waren seit 1956 in einer Arbeitsgemeinschaft aus verschiedenen nach dem Krieg neu gegründeten Vegetarier-Vereinigungen. Sie nannten sich »Rat der Deutschen Vegetarier Bewegung«. Dieses Gremium beschloss 1963 die sogenannte Rehburger Formel. Sie ist eines der frühesten Bekenntnisse einer bundesrepublikanischen Vegetarier-Organisation zum Veganismus: »Der Vegetarismus ist die Lehre, dass der Mensch aus ethischen und biologischen Gründen ausschließlich zum Pflanzenesser bestimmt ist. Sein stärkstes Motiv ist die Überzeugung, dass möglichst kein Tier für die menschliche Existenz getötet oder geschädigt werden soll.«

Manche der Veganer scharten sich in der Nachkriegszeit und bis in die 1960er Jahre hinein um den Pastor Carl Anders Skriver, der ebenfalls bald beim Vegetarier-Rat mitmachte. Und Skrivers Haushälterin Käthe Schüder lieferte den Veganern auf dem deutschen Buchmarkt den ersten praktischen Leitfaden, der den Veganismus auch im Titel trug: das Kochbuch »Vegan-Ernährung«.

Eine vegane Ordensgemeinschaft

Ein Foto aus den 1970er Jahren zeigt einen Mann in Anzug und Krawatte, auf der Nase eine runde Drahtbrille, grauer Bart, zurückgekämmtes Haar: Carl Anders Skriver. Er war ein evangelischer Theologe und Pfarrer, der auch noch in Indologie promoviert wurde, ein Norddeutscher, der sich in späteren Jahren in Süddeutschland niederließ. Eine, die ihn kannte, erzählt, er sei rebellisch gewesen. Habe sich nicht den Mund verbieten lassen, auch nicht von den Nazis. Die hätten ihn ins Gefängnis gesperrt, wo er sich geweigert habe, Fleisch zu essen, und dann habe ein Nazi gesagt: Das ist nicht konsequent, dann dürfen Sie auch keine Milch und keine Eier essen. Darauf Skriver: »Ja, da haben Sie recht.« Und das habe Skriver dann nach dem Krieg auch verwirklicht. Ebenfalls nach dem Krieg entstand sein Nazoräer-Orden, benannt nach Jesus von Nazareth. Er bestand aus einer Gruppe von Leuten, die sich dem Urchristentum nahe fühlten. Sie gingen davon aus, dass es dem Geist der ersten Christen widerspräche, Nahrung aus dem Tierreich zu sich zu nehmen.

Die bis heute bestehende »Gesellschaft für nazoräisches Urchristentum«, die auf Skrivers Nazoräer-Orden zurückgeht, gibt den Zeitpunkt von Skrivers Verhaftung durch die Gestapo mit 1943 an. Die Nazis im nordfriesischen Ockholm unterstellten ihm angeblich, ein Attentat auf Hitler geplant zu haben. Nach dieser Quelle wurde Skriver aber nicht eingesperrt, sondern durfte lediglich Ockholm für ein Jahr nicht verlassen. Auf der Internetseite des Vegetarierbundes, dem Skriver ebenfalls angehörte, ist nachzulesen, dass sich Skrivers Weltbild erstmals änderte, als er im Alter von siebzehn Jahren die Schriften von Gautama Buddha las. Danach habe er kein Tier mehr essen können. Das muss um 1920 gewesen sein. Den Entschluss, Veganer zu werden, fasste Skriver 1948. Wenn die Geschichte mit dem Nazi stimmt, brauchte Skriver also noch ein paar Jahre, um dessen Argument für den Veganismus in die Tat umzusetzen.

Über Käthe Schüder heißt es, sie sei eine herzensgute Frau gewesen. Schon in jungen Jahren kam sie als Schwester Käthe in Skrivers Pfarrhaushalt, den sie als Gemeindeschwester führen sollte. Skrivers Frau, die Baroness Hildegard von Brockdorff, teilte zwar die Ansichten ihres Mannes zu Weltanschauung und Ernährung, hatte aber

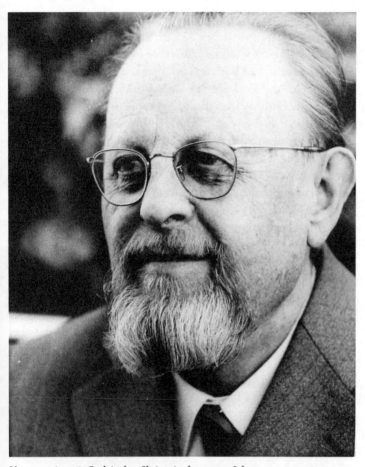

Veganer seit 1948: Carl Anders Skriver in den 1970er Jahren

nicht gelernt zu kochen. Sie und Skriver hatten 1933 geheiratet, im selben Jahr wurde Skriver dreißig Jahre alt.

Schwester Käthe stellte sich auf sein Bitten hin darauf ein, vegan zu kochen. Einen Lohn oder eine Versicherung bekam sie, so wird es zumindest erzählt, zunächst nicht, aber Kost, Logis – und Familienanschluss. Außerdem lernte sie im Hause Skriver das Gedankengut des Nazoräertums kennen, begleitete das Ehepaar Skriver zu Veranstaltungen des Nazoräer-Ordens und des Vegetarierbundes. Skriver war 1952 von Ockholm ins holsteinische Pronstorf gezogen, wo er bis 1958 Pfarrer war. 1977 kaufte er den Lindenhof bei Tuttlingen in einem Wald der Schwäbischen Alb, der zum Zentrum der Nazoräer wurde. Als Skrivers Frau starb, heiratete der Pastor seine Käthe, so war sie abgesichert. Er starb 1983 im Alter von 79 Jahren, nur wenige Wochen nach der Hochzeit mit Käthe Schüder. Bestattet wurde er neben seiner ersten Frau. Käthe Schüder, die 16 Jahre jünger war als Skriver, lebte noch bis 1999. Auch sie wurde 79 Jahre alt.

Den Nazoräer-Orden gründete Skriver an Pfingsten 1952 auf einem Jugendtreffen. Die Gemeinschaft verstand sich als überkonfessioneller Arbeits- und Freundeskreis, der das Urchristentum erforschen und ein fortschrittliches Christentum der Zukunft gestalten wollte. Dabei ging es vor allem um eine Absage an Gewalt, und von Anfang an spielten Skrivers pazifistisch verstandener Vegetarismus und auch sein Veganismus bei den Nazoräern eine wichtige Rolle.

Die Mitglieder wurden nicht aufgenommen, sondern es ging darum, dem Nazoräer Jesus »in lebenslänglicher Selbstprüfung und Selbsterziehung« nachzufolgen und sich als ein »Novize täglich neu zu bewähren«. Unter der Nazoräer-Regel verstand Skriver ein unmittelbares, freies, neues Leben in Gott. Das hielt ihn aber nicht davon ab, in einem Buch Hunderte durchnummerierte Einzel-Regeln für diesen Alltag aufzustellen. Diejenigen, die sich mit dem Vegetarismus beschäftigen, dienten vor allem der Abgrenzung: Viele Lebensreformer seien keine Vegetarier, heißt es in »Die Regel der Nazoräer im zwanzigsten Jahrhundert«. Denn sie seien nicht bereit, das ethische Opfer zu erbringen, auf »grausame Genüsse« zu verzichten.

»Andererseits gibt es auch Vegetarier, die keine Lebensreformer sind. Sie essen Eier und Milchprodukte, sind Pudding- und Suppenvegetarier, rauchen Zigaretten und trinken Wein, Kaffee, Tee und Kakao. Sie essen bedenkenlos jeden Kuchen und schlucken jede Medizin.« Die Nazoräer dagegen seien »lebensreformerische Vegetarier«, wobei Skriver an dieser Stelle mit »Vegetarier« Veganer meinte.

Die Mitglieder versammelten sich alljährlich zu einem Nazoräer-Konvent – bis zu hundert seien es meist gewesen, schätzt eine Teilnehmerin, die 1959 zum ersten Mal dabei war. Morgens gab es eine Andacht, zu jeder Mahlzeit vegane Kost und Vorträge von

Pastor Skriver. Von der Veranstaltung aus dem Jahr 1959 gibt es Schwarz-Weiß-Fotos von jungen und nicht mehr ganz so jungen Leuten vor der Tagungsstätte in Oberbernhards in der Rhön. Eher ruhig als ausgelassen standen sie da, ordentlich gekleidet, ernsthaft. Der Hauch des Alternativen, der später kennzeichnend für manche vegetarisch-vegan-pazifistischen Kreise wurde, umwehte sie nicht. Die meisten Nazoräer dürften sich, wie auch Skriver selbst, in den 1950er und 1960er Jahren zugleich als Lebensreformer bezeichnet haben.

Hier zeigt sich wieder, wie verflochten die Milieus waren, ja, vielleicht immer noch sind. Im Vegetarierbund engagieren sich auch heute noch Leute, deren Eltern in den 1930er Jahren als junge Paare versuchten, vegetarische Siedlungen aufzubauen. Die Nachkommen dieser frühen Vegetarier haben noch nie Fleisch gegessen. Manche sind dann in den 1960er, 1970er Jahren noch einen Schritt weiter gegangen als einst ihre Eltern – und Veganer geworden. Lebensreform, Nazoräertum, Neuform, Vegetarierbund, Veganismus: Das alles floss in den Jahren der alten Bundesrepublik ineinander, weil die Menschen, die zum inneren Kreis dieser Gemeinschaften und Lebensweisen gehörten, sich mit alledem beschäftigten. Später kam noch eine neue Strömung dazu: der Veganismus einer radikalen Jugend.

In Skrivers Buch »Der Verrat der Kirchen an den Tieren« findet sich auch ein Vortrag, den der Theologe am 6. Februar 1966 an der Evangelischen Akademie Tutzing hielt. Dort berichtete er, dass er seit 46 Jahren ohne Fleisch und seit achtzehn Jahren auch ohne Milch, Käse und Eier lebe. Seine Bilanz lautete 1967: Es »ging mir bis hierher ganz normal und angenehm. Das ist eigentlich ein wissenschaftliches Phänomen. Aber ein Vegetarier gilt nichts im Lande seiner Feinde.« Wie in diesen autobiografischen Passagen der Texte über Veganismus und Vegetarismus üblich, fügte Skriver an dieser Stelle noch an, dass es bei ihm aufgrund seiner gesundheitlichen Verfassung sogar etwas ganz Besonderes sei, dass er so gut von Pflanzenkost lebe: Wegen eines angeborenen starken Herzfehlers sei ihm nämlich nur eine geringe Lebenserwartung prophezeit worden.

Der Tierschutz und die Kirche

Die »Gesellschaft für nazoräisches Urchristentum« besteht bis heute als eingetragener Verein, »Orden« nennt sich die Organisation nicht mehr. Wer verstehen will, was Skriver mit seinem überkonfessionellen, urchristlichen Orden wollte, muss gründlicher in seine Bücher schauen. Aber auch nach der Lektüre wird nicht völlig klar, wofür es aus Skrivers Sicht zum gelebten Veganismus eines Ordens bedurfte. Vielleicht kam da seine theologische Herkunft durch, sicher spielte auch die Strenge von Ordensregeln eine Rolle, die ja auch genau die Lebensweise und die Handlungen des Alltags vorschreiben.

Von Skrivers Büchern ist »Der Verrat der Kirchen an den Tieren« für den Veganismus am interessantesten. Das Werk, sein am meisten verkauftes, erschien 1967. Aber auch »Die Regel der Nazoräer im zwanzigsten Jahrhundert« von 1960 ist aufschlussreich für sein Denken und sein geistiges Umfeld. Die ersten 120 Seiten sind eine Zitatsammlung, die er »Unsere Tradition und Wegzehrung« nennt. Von den »erleuchteten Geistern«, die Skriver zu Wort kommen lässt, dürften nicht-vegetarische Leser eine ganze Reihe nicht gekannt haben. Denn zwischen Gandhi, Tolstoi, Nietzsche, Luther und Bonhoeffer finden sich auch Leute wie der Lebensreformer Werner Altpeter, der Tierschützer Magnus Schwantje, die Ernährungsreformer Maximilian Bircher-Benner, Are Waerland, Werner Kollath und Otto Buchinger sowie der Theologe und Vegetarier Wilhelm Winsch. Und natürlich auch Eduard Baltzer, der Gründervater des Vegetarismus, der den Vegetarismus schon in den 1860er Jahren vegan ausgelegt hatte.

Käthe Schüder, die spätere Ehefrau Skrivers, veröffentlichte ebenfalls ein Buch, das für den Veganismus eine besondere Bedeutung hat. Das Bändchen »Vegan-Ernährung« erschien 1962 mit einem Vorwort von Carl Anders Skriver. Im Gegenzug beendete die Autorin ihre Schlussbetrachtung mit einigen gewichtigen Sätzen aus der »Regel der Nazoräer«. Die beiden waren ein veganes Gespann. Und sie waren die ersten, die das Wort in Deutschland systematisch verwendeten. Auch, um damit zu werben.

Skriver betrachtete den Veganismus aus dem Blickwinkel eines unkonventionellen, freigeistigen Theologen. Für ihn war klar: Jesus von Nazareth konnte nur Veganer gewesen sein, denn wer Tierprodukte aß oder benutzte, machte sich schuldig an diesem Teil der Schöpfung. Folglich machte sich auch die Kirche schuldig, weil sie nichts dagegen unternahm, dass auch Christen völlig selbstverständlich Fleisch aßen und Milch tranken. »Alles, was der Tierwelt von den Menschen angetan worden ist, ist Missetat und kann nur abgetan werden durch Unterlassung und Wiedergutmachung. Aber wo und ab wann geschieht sie? Dass dazu bei den Christen nicht die geringste Absicht vorhanden ist – das nenne ich den Verrat der Kirchen an den Tieren.«

Immerhin gestand Skriver der Kirche zu, dass die Übermacht der Nicht-Veganer in der Gesellschaft groß sei. Also würde die Kirche sich viele Feinde machen, wenn sie für den Tierschutz einträte: »Der Versuch, das Tier wirklich vor dem Menschen zu schützen und zu retten, führt zum Zusammenstoß mit allen Jägern, Fischern, Tierzüchtern, Schlachtern, Pelz- und Lederhändlern, Ärzten, Klein- und Großhändlern und Milliarden süchtigen Fleischkonsumenten, so dass die Kirche von vornherein kapituliert vor der Riesenmacht des Heidentums.« Trotzdem kamen die Christen Skrivers Ansicht nach nicht darum herum, eine neue Tierethik zu entwickeln und ein Tierrecht zu proklamieren.

Das Tierschutzgesetz verdiente für Skriver seinen Namen nicht. Er erwähnt nicht, dass dieses Gesetz noch aus der Zeit des Nationalsozialismus stammte, nämlich aus dem Jahr 1933 – eine Neufassung, die von Tierschützern allerdings weiterhin als unzureichend kritisiert wurde, gab es erst 1972. Bis die Verantwortung des Menschen für das Tier als Mitgeschöpf als Leitgedanke ins das Tierschutzgesetz aufgenommen wurde, dauerte es noch bis 1986. Skriver schrieb 1967: »Unser gelobtes Tierschutzgesetz wurde von Staatsbehörden mit Jägern, Fischern, Bauern, Schlachtern, Tierärzten und Vivisektoren auf dem Rücken der Tiere ausgehandelt. Man verhandelte also mit den ›Mördern‹ über die Gefängnisgröße, die Abfütterung, Transportfragen und die besten Methoden der Hinrichtung Unschuldiger.«

So weit, auch ein Pflanzenrecht zu fordern, ging der Veganer Skriver allerdings nicht: »Ernten ist nicht dasselbe wie Schlachten! Ein Gemüseladen ist kein Schlachterladen!« Auch heute denken Veganer normalerweise nicht, dass Pflanzen wehgetan wird, wenn der Mensch sie isst. Die lustige Frutarierin in dem amerikanisch-britischen Film »Notting Hill« behauptet, dass jede Möhre, die auf einem Teller landet, ermordet worden sei. Deshalb verzehrt sie nur Obst, das von selbst vom Baum gefallen ist. Die Frau ist aber natürlich eine Kunstfigur, im wirklichen Leben waren und sind solche Extremtypen immer die Ausnahmen.

Ein noch absurderes Beispiel für derlei Übertreibungen ist die Lichtnahrung, deren Anhänger angeblich weder Essen noch Trinken zu sich nehmen, was in mehreren Fällen schon zum Tod der »Lichtesser« geführt haben soll. Aber das hat nichts mehr mit Tier- oder Pflanzenschutz zu tun und auch nichts mit Veganismus. Pflanzenrechte werden inzwischen allerdings aus ganz anderer als einer ethischen Perspektive gefordert: Der italienische Biologe Stefano Mancuso etwa spricht sich dafür aus, die Rechte der Pflanzen aus einem ganz und gar egoistischen Grund festzuschreiben: Nur auf diese Weise könne die Menschheit überhaupt überleben. Denn ohne Pflanzen, zum Beispiel ohne die für das Klima so wichtigen Regenwälder, werde sie über kurz oder lang zu Grunde gehen.

Wie Skriver das Ernten dem Schlachten gegenüberstellte, ist ein typischer Fall vegetarischer Rhetorik: Wie so oft fehlt auch bei ihm das Zwischenreich der Produkte vom lebenden Tier. Das getötete Tier lässt sich eben noch besser mit der als ethisch unbedenklich eingestuften Grünkost kontrastieren als die Nahrung aus Produkten lebender Tiere.

Blutige Milch und der Teufel im Tier

Skriver nutzte zwar bewährte Argumentationsmuster der Vegetarier. Anders als die meisten früheren Vegetarier ließ er aber keinen Zweifel daran, dass auch der Genuss von Milch aus seiner Sicht eine Sünde war. Vegetarier, die sie unbefangen tranken, machten für ihn einen Denkfehler. »Die Gedankenlosigkeit der Christen, der Tierschützer und der Milchvegetarier und ihre ahnungslose Verstrickung in die Tierausbeutung ist für den Erwachsenen entsetzlich. Man schlemmt in Milch, Sahne, Butter, Käse, Quark und Milchschokolade, und weiß nicht, dass an der weißen Milch rotes Blut klebt.«

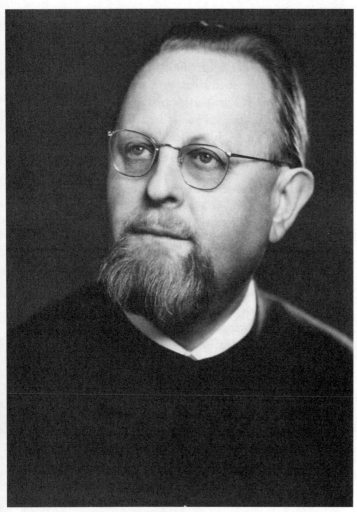

Skriver war überzeugt: Essen kann böse sein.

Dieser Satz Skrivers – schon 1962 in der »Regel der Nazoräer« als »Denn an der weißen Milch klebt rotes Blut« enthalten – ist wahrscheinlich der Satz, den Veganer aus seinen Schriften am häufigsten zitiert haben und bis in die Gegenwart zitieren. Soweit die heutigen Veganer Skriver überhaupt noch kennen – die meisten jüngeren haben den Veganismus für sich schließlich völlig unabhängig von dem lange verstorbenen Pastor entdeckt. Aber die älteren, die schon in den 1960er und 1970er Jahren vom Vegetarier zum Veganer wurden, kennen den Satz wahrscheinlich fast alle noch.

Warum klebt an der Milch Blut? Um das zu erläutern, zog Skriver einen Text aus der englischen »vegetarischen und humanitären« Zeitschrift »World Forum« aus dem Jahr 1966 heran. Der Artikel war also ein Jahr, bevor »Der Verrat der Kirchen an den Tieren« auf den Buchmarkt kam, erschienen. In dem englischen Text wurde für Pflanzenmilch geworben; in England gab es ja seit 1956 sogar eine »Plantmilk Society«, und seit den 1960er Jahren produzierte das Unternehmen »Plamil« eine Sojamilch. Heute stellt die Firma mit Sitz in Folkestone, Kent, vor allem vegane Schokolade her.

Skriver zitierte aus dem englischen Artikel die auch heute unter Veganern geläufige Ansicht, dass Kuhmüttern ihre Babys weggenommen würden, damit der Mensch Milch trinken könne. Indem der Bauer die Kühe künstlich besame, würden sie schnell wieder trächtig, um dann weiter Milch für den Menschen zu produzieren. Daraus folgerte Skriver: »Ohne Vieh- und Fleischwirtschaft gäbe es auch keine Milchwirtschaft. Wer Milch-Vegetarier ist, empfängt also seine Speise aus den Händen der Tierzüchter und kann sich wohl nicht mit gutem Gewissen Vegetarier aus ethischen Gründen nennen. Wahrer Vegetarismus, für den die Engländer den Namen Veganismus erfunden haben, verzichtet daher auf alle Tierprodukte wie Eier, Milch und Honig. Und das geht sehr gut!«

In der »Regel der Nazoräer« empfahl Skriver: »Saft sei dir lieber als Milch und Pflanzenfett lieber als ›beste‹ Butter! Verzichte also sofort auf Eier und Labkäse, danach auch auf Milch und Butter!« Über Eier ließ er sich besonders drastisch aus: »Wer noch Eier isst, ist kein Vegetarier. Eier sind (...) rein animalische Geschlechtsprodukte von unreinen Tieren, die ihrerseits Käfer und Würmer fressen. Eier sind meistens embryonale Lebewesen. Wer Eier isst, ist mitschuldig an der Todesmühle der Hühnerfarmen.« Honig nannte Skriver ein »Ausbeutungsprodukt von der als Haustier gehaltenen Biene«, und er folgerte: »Der Veganismus, reine Pflanzenkost, ohne jegliche Substanz vom lebenden Tier, ist für Vegetarier aus ethischen und religiösen Gründen zweifellos das höchste Kostideal und Ziel.«

Anders als in älteren Texten, die das Erreichen des Ziels bequem in eine ferne Zukunft vertagten, weil die Menschen noch nicht weit genug seien, verlangte Skriver von den Nazoräern, ihre »Begierden« auf Sahne, Käse und Schokolade zu beherrschen. Er forderte »Konsequenz«, »Askese« und »Härte«: »Lebe strenger als ein Mönch!« Dazu gehörte für ihn nicht nur, sich vor den »Lockspeisen« der Welt, die ein großes »Kuchen- und Hexenhaus« sei, zu hüten. Auch sei jedes Gift in der Nahrung zu meiden, »denaturierte, gottlose Nahrungsmittel«: »Verabscheue, was giftig gedüngt, gespitzt, gefärbt und konserviert ist!« Das Böse verberge sich in Salaten mit Mayonnaise aus Eiern, roter Grütze mit Gelatine, Kuchen mit Schmalz, Pralinen mit Likör, Hautcreme mit tierischem Fett. Ja, Skriver ging sogar so weit, daran zu erinnern, »dass du in nichtvegetarischen Gaststätten mit unreinen Töpfen, Pfannen, Geschirr, und Besteck bedient wirst«.

Bei Skriver erscheint in den tierischen Produkten (oder auch nur in den Spuren davon) der Teufel. Seine Nazoräer-Regel ist klar religiös begründet, sie bleibt trotz aller Ferne zur Kirche, deren Talar Skriver 1958 abgelegt hatte, ein Bekenntnis zu einem radikal verstandenen Christentum, eine Art vegane Mönchsregel. Trotzdem gleicht die Nazoräer-Regel den Alltagsregeln heutiger strenger Veganer verblüffend. Auch für sie ist der Veganismus eine Religion und das Vermeiden tierischer Stoffe eine permanente Alltagsaufgabe. Ähnlich ist auch, wie sehr das Tierische zwischen heilig und teuflisch schillert. Das lebendige Tier sei als Mitgeschöpf unbedingt zu schützen, das verarbeitete Tier oder seine Produkte seien abstoßend, widerlich, falsche Verführer. Wer Texte radikaler Veganer liest, fragt sich unwillkürlich immer wieder: Lieben oder hassen Veganer eigentlich Tiere?

Natürlich hatte Skriver auch etwas gegen die »Pelzsucht und -flut«, die sich auf den Straßen zeige. »Jeder Pelz hat einmal einem andern, seinem wahren Eigentümer gehört. Dieser musste erst entseelt und dann entleibt werden, damit so ein kleines eitles Menschenkind zu seinem Modepelz kommen konnte.«

Böser Käse, guter Käse

Auch durfte bei Skriver nicht der Hinweis darauf fehlen, dass das schlimmste aller Milchprodukte der Käse sei. Auch wer Joghurt oder Sahne isst, macht sich nach Ansicht von Veganern schuldig, weil Tiere vom Menschen benutzt und geschlachtet würden, sobald sie nicht mehr genug Milch gäben. Aber Käse kann überhaupt nur mit Hilfe eines Stoffs entstehen, der vom toten Tier stammt: »Der Käse, den unsere Vegetarier mit Begeisterung und gedankenlos essen, wird mit Kälberlab hergestellt, der aus dem Labmagen geschlachteter Kälber gewonnen wird.«

Dabei gäbe es laut Skriver auch eine andere Möglichkeit, Käse herzustellen: In »der Alten und der Neuen Welt« wüchsen 300 Arten von Labkraut, »aus denen sich bei gutem Willen wohl rein pflanzliche Labfermente entwickeln ließen, wenn man ihrer überhaupt noch bedürfte, vielleicht für Sojakäse«. Denn Käse aus Milch lehnte der Veganer natürlich auch ab, wenn er mit Labkraut hergestellt würde.

Skriver ging nicht weiter darauf ein, aber das Echte Labkraut trägt seinen Namen tatsächlich, weil es Labferment enthält, der lateinisch-botanische Name Galium verum kommt vom griechischen »Gala«, das für Milch steht. Angeblich flochten schon Hirten im alten Griechenland Siebe aus dem Kraut und gossen Milch hindurch, die dann zu Käse wurde. Zu Donald Watsons Zeit scheint diese Herstellungsform aber noch nicht besonders bekannt gewesen zu sein: Er ging 1944 davon aus, dass es keinen pflanzlichen Ersatz für Lab gebe.

Für den englischen Chester-Käse wird allerdings tatsächlich Labkraut verwendet, auch gibt es Labaustauschstoffe aus Artischocken und Papayas. Außer aus Kälbermägen lässt sich Lab auch aus gezüchteten oder gentechnisch veränderten Mikroorganismen herstellen. Lab selbst ist ein Gemisch aus den Enzymen Chymosin und Pepsin, das der Magenschleimhaut der Kälber entnommen wird. Die Käseverordnung verlangt nicht, dass die für die Käseherstellung nötigen Zutaten deklariert werden. Nur weitere Zutaten wie Kräuter und Gewürze oder Zusatzstoffe, etwa der Farbstoff Betacarotin oder Mittel zur Behandlung der Rinde, sind kennzeichnungspflichtig. Aber das ist natürlich nur für Lacto-Vegetarier interessant. Veganen Käse gibt es seit kurzem allerdings auch, das Kölner Unternehmen Wilmersburger stellt ihn aus Wasser, Kokosöl und Stärke her. Laut Werbung ist er geschmacklich kaum von herkömmlichem Käse zu unterscheiden, es gibt ihn am Stück, in Scheiben oder als Pizzaschmelzkäse, und er sieht immer aus wie die einschlägigen holländischen Sorten, die klar nach Käse und sonst wenig speziell schmecken.

Das erste Vegan-Kochbuch

Carl Anders Skriver hätte über das Sortiment heutiger veganer Supermärkte gestaunt. In den 1960er Jahren lebten Veganer noch ganz ohne speziell für sie hergestellte Produkte, im Reformhaus mussten sie immer die Inhaltsstofflisten studieren, um zu sehen, ob nicht Ei, Milch, Butter oder Sahne in einer Speise steckten. Vegan kochen lernten sie erst seit 1962 – mit Käthe Schüders Kochbuch »Vegan-Ernährung«.

In dessen Vorwort legte Skriver die Latte zunächst einmal hoch: »Dem Veganismus geht es um die ethische Reinheit und Treue im Vegetarismus.« Während ein Vegetarier ein Mensch sei, der sich vom Vorurteil befreit habe, dass der Mensch unbedingt Fleisch essen müsse, heißt es über die Veganer: »Ein Vegan ist ein Mensch, der auch noch die Zwangsvorstellung abgetan hat, dass der Mensch unbedingt tierisches Eiweiß haben müsse, um überhaupt leben und gesund bleiben zu können.« Als Beweis führte er Rinder, Pferde, Kamele und Elefanten als die stärksten Tiere sowie die menschennahen Affen an, die sich ohne ein Gramm tierisches Eiweiß gesund ernährten, indem sie aus pflanzlichem Eiweiß tierisches aufbauten. »Warum schließen wir hier nicht auch einmal ohne Vivisektion vom Tier auf den Menschen?«

Skriver beendete das Vorwort mit den leicht überheblichen Sätzen: »Der Lakto-Vegetarismus ist nur eine Übergangskost für Anfänger. Das erste, worauf ein fortschrittlicher Vegetarier verzichtet, sind die Eier. Dann folgen Schlagsahne, Käse, Butter, Milch und Honig. Ich begrüße das erste Kochbuch ohne Milch und Ei!«

Käthe Schüder erklärte auf den folgenden Seiten zunächst einmal ein paar grundsätzliche Dinge zur Vegan-Ernährung: Der Eiweißbedarf werde mit Hülsenfrüchten, Hefeflocken, Sonnenblumenkernen oder Nüssen gedeckt, Milch durch Mandelmilch ersetzt, statt Milch und Ei beim Backen Sojamehl verwendet. Aber: »Es ist falsch, bei unserer vegetarischen Ernährung weiterhin von der bürgerlichen Küche auszugehen und enttäuscht zu sein, wenn man nicht alle ihre Raffinessen imitieren kann.« Abgewöhnen müsse man sich zum Beispiel die »›veralteten‹ Kuchenleckereien«. »Es bleibt des Guten, Gesunden und Genussreichen genug.« Anders als viele aktuelle Autoren veganer Kochbücher machte sie also ganz klar: Ohne Verzicht geht es nicht.

Das Buch gliedert sich in die verschiedenen Mahlzeiten, für die es dann Rezepte gibt – und praktische Tipps: »Bei festlichen Anlässen hat man auch gerne einmal einen Nachtisch. Die einfachste Form ist die, dass man irgendein Kompott reicht und ein paar Vollkornkekse dazugibt, oder man legt 2 Zwiebäcke ins Kompottschälchen und füllt die Früchte darüber.« Wie festlich das wohl die Gäste fänden, darüber verlor die Köchin kein Wort. Immerhin bot sie noch Rezepte für Kirschenmichel, Reformpudding und Apfelreis. Auch machte sie Vorschläge für Brotaufstriche, zum Beispiel Kräuterbutter, für die die »gute Pflanzenmargarine« schaumig gerührt und mit frisch gehackten oder getrockneten Kräutern vermischt wurde. In den Nudelsalat kamen Öl, Zitrone und Neuform-Senf. Im Vergleich zu den opulenten Vegan-Kochbüchern der Jahre seit 2011 erscheinen die Rezepte ziemlich lebensreformerisch. Aber Frau Schüder meinte im Schlusswort: »Ein Asket ist auch der konsequente Vegetarier noch lange nicht. Er ist weder ein Kostverächter noch ein Leibkasteier.« Aber eben auch kein Gourmet oder auch nur Gourmand. Schwester Käthe konnte eben nicht verhehlen, dass sie den Veganismus in einem evangelischen Pfarrhaushalt kennengelernt hatte. Am Schluss schrieb sie noch über den Veganer: »Er ehrt und genießt in Dankbarkeit alle guten Gaben, sofern sie wirklich von Gott kommen und der Gesundheit des Leibes dienlich sind.«

Der »Reform-Rundschau« war die Neuerscheinung immerhin ein paar Zeilen wert. Sie teilte den Reformhaus-Kunden mit, das »Rezeptbüchlein« richte sich an »fortgeschrittene Vegetarier«. »Bei dieser Küchenführung wird nicht nur auf Fleisch und Ei, sondern auch auf sämtliche Milchprodukte und Honig verzichtet.« Die Mini-Rezension verzichtete auf ein Urteil über den Veganismus, den sie auch nicht beim Namen nannte. Der kleine Text lobte bloß noch die Rubrik »Weihnachtsgebäck« in Schüders Buch. Darin fänden sich »schöne Rezepte für Stollen, Kuchen und anderes Gebäck«. Die Reformhaus-Lobby wollte den Veganismus eindeutig nicht als ernstzunehmende Strömung adeln. Und auch nicht darüber diskutieren, ob der Verzicht auf jegliche Tierprodukte jenseits einer bestimmten Art der »Küchenführung« bedeutsam sei.

Aber auch wenn die Bücher von Schüder und Skriver noch keine Wogen schlugen, brachten sie die Idee des Veganismus doch in Deutschland in die Öffentlichkeit – und zwar auf unterschiedliche Weise: Das Vegan-Kochbuch war praktisch und für jeden verständlich; durch Skrivers Bücher hingegen werden sich nur jene gewühlt haben, die es ernst meinten mit dem Veganismus und sich in das Konzept vertiefen wollten.

Über Skrivers Thesen fand die Idee eines veganen Lebens immerhin den Weg in große deutsche Zeitungen, die sich sonst nicht mit vegetarischer oder gar veganer Ernährung beschäftigten. Natürlich waren die Rezensenten von Skrivers Büchern nicht hellauf begeistert. Aber sie setzten sich immerhin damit auseinander. Der evangelische Theologe Helmut Gollwitzer stellte »Die Regel der Nazoräer im zwanzigsten Jahrhundert« 1962 in der »Zeit« klar in die esoterische Ecke, indem er Skrivers Art von theologischer »Außenseiterliteratur« mit den Werken des Anthroposophen Rudolf Steiner verglich, des Gründervaters der Waldorfschulen. Trotz mancher »Skurrilitäten« nahm Gollwitzer Skrivers Buch aber ernst, weil es den Leser oft unmittelbar treffe – und weil es zeige, dass Christentum nicht den starren Glauben an Dogmen und heilige Texte, sondern Freiheit bedeute, den »Eintritt in ein neues, heilsames und unauslöschliches Leben«. Den Rezensenten verdross aber, dass der Leser aufgefordert werde, »seine Dogmatik preiszugeben, nur um eine andere dafür aufgenötigt zu bekommen«, zu der ganz wesentlich der Vegetarismus gehöre. Gollwitzer hatte erkannt, dass Pastor Skriver den Veganismus (denn der ist eigentlich gemeint) zur Ersatzreligion erhoben hatte. Wie alle Dinge, die auf »-ismus« enden, eignet er sich ja auch sehr gut dazu.

Eine andere Rezensentin beschäftigte sich 1968 in der »Frankfurter Allgemeinen Zeitung« mit »Der Verrat der Kirchen an den

Tieren«. Die Journalistin Vilma Sturm schrieb über Skriver: »Er wirbt mit gefühlsbeladenen Adjektiven (›unschuldige‹ Wald- und Wiesentiere, ›edle‹ Pferdekameraden, ›saubere, niedliche‹ Kälbchen) und verdammt mit affektbetonten Beiworten (›herzlose‹ Vivisektion, ›unerbittliche‹ Rationalisierung), statt die Tatsachen allein sprechen zu lassen, die aufregend genug sind.« Am peinlichsten fand die Rezensentin Skrivers »Rekurs auf ›unsere deutschen Dichter und Denker‹, auf ›anerkannte ernsteste und berühmteste Dichter und Denker‹, auf die ›erste Garnitur der Geistigen‹«. Sie fand: »Mit solchen antiquierten Effekthaschereien entwertet er den interessanten und auch ernstzunehmenden theologischen Ansatz, der in der Forderung gipfelt, dass der Mensch eine Schutzfunktion in der Welt habe: die Erde, die Menschheit und auch die schwächeren Tierbrüder zu retten.«

Dieser Gedanke drang immer mehr ins Bewusstsein der Menschen. Das führte dazu, dass sich Vegetarismus und Veganismus verbreiteten. In der dritten Auflage des Vegan-Kochbuchs von 1980 meckerte Skriver über den »Vulgär-Vegetarismus der meisten heutigen Vegetarier von Indien über Europa bis Amerika«. Er sei ethisch inkonsequent und wolle sich aus Genussgründen nicht freimachen von der Ausbeutung von Tieren, »deren Endschicksal der Tod als Schlachttier ist«. Das begriffen Nichtvegetarier oft schneller als »jahrzehntelange Milchvegetarier«. Skriver meinte gleichzeitig zu beobachten, dass die Zahl der Veganer unter den Vegetariern zunehme. Anders als heute werden die meisten Veganer damals erst Vegetarier gewesen sein. Heute beobachtet der Vegetarierbund dagegen vor allem bei Jüngeren, dass sie die Zwischenstufe als Vegetarier auslassen und direkt Veganer werden.

Der Leserbrief eines Veganers von 1962

Die Bücher von Schüder und Skriver waren Ausnahmen. In der Zeit der frühen Bundesrepublik verwendete in Deutschland noch kaum jemand das Wort »vegan«. In den 1960er Jahren war es auch unter Vegetariern und Wissenschaftlern üblich, den Veganismus zu umschreiben, etwa indem über pflanzliche Nahrung oder die Natur des Menschen als Fruchtesser gesprochen wurde. Manchmal war auch im Plural von »vegetarischen Kostformen« die Rede, was andeutete, dass es beim Vegetarismus verschiedene Abstufungen gab. Seit den 1970er Jahren setzte sich das Wort »vegan« in Vegetarier-Kreisen allmählich durch, im Plural hießen die Veganer dort damals noch »Vegans«, wie im Englischen. In der allgemeinen Presse kam der Veganismus dagegen noch nicht vor, und das sollte auch noch einige Jahrzehnte lang so bleiben.

Das Archiv der »Frankfurter Allgemeinen Zeitung« verzeichnet für die vierzig Jahre zwischen 1949 und 1989 zehn Treffer für den Wortstamm »vegan«. In neun Fällen verbirgt sich dahinter ein Tippfehler: Eigentlich sollte dort »vergangenen« oder »Vergangenheit« stehen, aber das »r« fehlt. Im zehnten Fall meinte »Vegan« einen Ort in Israel. Der Veganismus gehörte noch nicht zum aktiven Wortschatz der Mitarbeiter der überregionalen Zeitung. In den zehn Jahren von 1990 bis 2000 schaffte es das Wort dann immerhin in 55 Artikel, und diesmal geht es in den meisten Treffer-Texten auch wirklich um das Wort »vegan« in der Bedeutung von »vegan«. Ein Text beschäftigte sich zum Beispiel mit dem ersten deutschen Vegan-Shop in Frankfurt. In den acht Jahren von 2001 bis 2009 kam das Wort schon in 136 Artikeln vor. Und dann begann der schnelle, rasante Anstieg: Für die Zeit von 2010 bis Ende Juli 2016 zählt die Suchmaske 748 Einträge mit »vegan*«. Davon 621 für die Jahre seit 2013 und allein 515 für die Zeit seit 2014. Alle paar Tage spielt der Veganismus in irgendeinem Teil der Zeitung eine Rolle.

Das Thema ist extrem beliebt; es gibt inzwischen auch etliche vegane Zeitschriften, von Internetportalen ganz zu schweigen. Oft erscheint der Veganismus auch an unerwarteter Stelle. Wer 2016 auf die Startseite des Online-Telefonbuchs ging, um eine Nummer herauszusuchen, erblickte den Button »Trend: Vegan«, der zu einer Themenseite mit Informationen über veganes Leben in Deutschland führte. Nur etwa ein Prozent der Bevölkerung sind Veganer, davon mehr Frauen als Männer. Weitaus mehr Menschen interessieren sich aber für den Veganismus – aus gesundheitlichen, ökologischen und ethischen Gründen. Wären es nicht so viele, würden sich die Unmengen an veganen Kochbüchern, die jedes Jahr auf den Markt kommen, überhaupt nicht verkaufen.

Wer im F.A.Z.-Archiv nicht nach »vegan«, sondern nach »Pflanzenkost« oder Pflanzennahrung« sucht, findet auch in den Ausgaben früherer Jahre ein paar einschlägige Berichte. Hinter einem Eintrag vom 21. März 1962 verbirgt sich sogar der Leserbrief eines Veganers. Der Mann hieß Karl Albrecht Höppl, kam aus Nürnberg und unterzeichnete den Brief mit »Mitglied des Deutschen Vegetarier-Rates«.

Mehr als zehn Jahre später sollte Höppl eine wichtige Rolle für so manchen Laktovegetarier spielen, der erwog, künftig auch Milch und Eier wegzulassen: 1975 und 1978 schrieb der Veganer zwei Aufsätze für die Zeitschrift »Der Vegetarier«, die einen Sinneswandel innerhalb der Vegetarierschaft einläuteten. Von da an galt der Veganismus vielen Vegetariern nicht mehr als Übertreibung oder Spleen einiger Sonderlinge, sondern als ein Ziel, nach dem möglichst jeder streben sollte, als höchste Stufe des Vegetarismus. Zumindest die Funktionäre der Vegetarier-Organisation und die Macher der Zeitschrift sahen das zunehmend so. Aber auch manche einfache Mitglieder dürften sich nach der Lektüre der Höppl-Texte entschlossen haben, Veganer zu werden.

Schon als Höppl im Jahr 1962 an die F.A.Z. schrieb, gab er sich als Verfechter der veganen Ernährung zu erkennen. Anlass für den Leserbrief war ein Artikel über die Universität Gießen, der kurz zuvor in der Zeitung erschienen war. In dem Bericht wurde auch das Institut für Ernährungswissenschaft an der Medizinischen Fakultät erwähnt. Leserbriefschreiber Höppl lobte, dass die Hochschulmedizin sich anscheinend »ganz zaghaft« daran erinnere, was schon Hippokrates gefordert habe: »Eure Nahrungsmittel sollen eure Heilmittel sein!« Er war aber skeptisch, ob das Gießener Institut nun endlich mit dem »Unfug« der als »Normalkost« deklarierten Kostform aufräumen werde. Er hätte es also gern gesehen, dass die Uni Fleisch, Milchprodukte und Eier vom empfohlenen Speiseplan strich.

Für Höppl war die »Normalkost« überholt, weil das »Dogma vom überlegenen Wert tierischen Eiweißes« hinfällig sei. Wie bei den Veganern seit Anbeginn üblich, berief er sich auf wissenschaftliche Autoritäten, deren Ergebnisse zu seinem Weltbild passten. »Eine ganze Kette erstrangiger Forscher des In- und Auslands« habe »längst bezeugt, dass dem Menschen durch Bau und Funktion seiner Organe vom Schöpfer allermindestens nahegelegt ist, als Pflanzenesser (genauer: Fruchtesser) zu leben.« Höppl nannte Maximilian Bircher-Benner, den Entdecker der von ihren Anhängern so genannten Sonnenlichtnahrung: »Dass die Abweichung von dieser Norm Krankheitsheere über die Menschheit brachte, haben im Gefolge Bircher-Benners viele bedeutende Ärzte bestätigt.«

Wie viele andere Leser wiederum auf Höppls Brief reagierten, wissen wir nicht. Die Redaktion entschied sich für den Abdruck von zweien in der Ausgabe vom 29. März 1962, einen positiven und einen negativen. Der negative kam von einem Herrn namens Ernst Schnellbächer aus Frankfurt: »Man kann nicht von der Hochschulwissenschaft verlangen, sie solle ihre Forschungsergebnisse mit seinen Dogmen identifizieren.« Der Schreiber leitete aus der Bibel her, dass es der Schöpfer erlaube, Fleisch zu essen.

Der positive Brief kam von der damaligen Bundesanstalt für Qualitätsforschung pflanzlicher Erzeugnisse in Geisenheim im Rheingau. Professor Dr. habil. Werner Schuphan gab sich in seinem Schreiben zwar nicht eindeutig als Pflanzenesser zu erkennen. Aber er bestätigte Höppls Ansicht, dass es schon viel Forschung zur Frage nach dem Wert pflanzlichen Eiweißes gebe. Der Wissenschaftler erwähnte eine bevorstehende Tagung in Wiesbaden, auf der auch Mediziner und Biochemiker aus Indien über »vegetarische Kostformen« und »sinnvolle Kombinationen pflanzlicher Eiweißträger« sprechen sollten.

Höppls Brief und die Antwort des Professors aus Geisenheim entsprachen nicht dem Mainstream von Presse und Forschung der frühen 1960er Jahre. Die meisten Autoren gingen weiter davon aus, dass reine Pflanzennahrung zu Mangelerscheinungen führte. Das ist bis heute so geblieben – zumindest, was Kinder angeht. In einer Broschüre des Bundesernährungsministeriums mit dem Titel »Aufgetischt« von 2015 heißt es, eine rein vegane Ernährung könne zu Mangelerscheinungen führen. Für Schwangere, Stillende und Kinder sei sie nicht geeignet. Die Deutsche Gesellschaft für Ernährung sieht das ähnlich. »Eltern sollten ihre Kinder nicht mit veganer Ernährung malträtieren«, sagte der Präsident der Gesellschaft, Helmut Heseker, 2016 in einem Interview mit der Zeitschrift »Brigitte«. Auch die Veganer im Vegetarierbund sind der Meinung, dass

Veganer sehr genau darauf achten müssen, was sie zu sich nehmen, damit ihnen nichts fehlt. Heseker warnte bei Veganern, vor allem bei Kindern und Jugendlichen, vor der Gefahr eines Mangels an Kalorien, Eiweiß, Jod, Kalzium, Eisen, ungesättigten Fettsäuren – und ganz besonders Vitamin B 12.

Das umstrittene Vitamin B 12

Ein anderer früher Text über den Veganismus in der Tagespresse war eine kurze Meldung zur reinen Pflanzenkost im Wissenschaftsteil der F.A.Z. vom 4. September 1974. Darin hieß es unter Berufung auf den National Research Council der Vereinigten Staaten, bei vernünftiger Mischung könnten pflanzliche Nahrungsmittel denselben physiologischen Nährwert haben wie tierische mit hochwertigem Eiweißgehalt. Aber die Pflanzennahrung enthalte zu wenig Kalzium, Eisen, Riboflavin, Vitamin B 2 und Vitamin B 12. Weiter zitiert die Meldung die amerikanischen Forschungsergebnisse mit der Schlussfolgerung: »Deshalb sei die Beimischung von konzentrierter Sojabohnenmilch oder eines Vitamins B 12 als Ergänzung zur Pflanzenkost erforderlich.«

Außerhalb von Fachzeitschriften ist das eine der frühesten Erwähnungen des Vitamins B 12 im Zusammenhang mit dem Veganismus. Das Vitamin kommt außer in tierischen auch in milchsauren Nahrungsmitteln und in Algen vor, allerdings in sehr viel geringeren Mengen. Wichtig ist das Cobalamin, wie Vitamin B 12 auch heißt, für die Zellteilung und das Zentrale Nervensystem. Wenn es fehlt, kann es zur Blutarmut kommen, der sogenannten perniziösen Anämie. Sie äußert sich in Nervenschäden wie Taubheitsgefühlen oder Lähmungen und kann auch das Rückenmark schädigen.

Heute nehmen viele Veganer B 12 als Nahrungsergänzungsmittel ein; oder sie trinken Soja- und Hafermilch, denen das Vitamin laut Zutatenliste beigemischt ist. Andere lehnen jegliche künstliche Ergänzung ihrer Nahrung mit B 12 ab, weil sie der Ansicht sind, dass sie ihren Bedarf auch mit Algensalat und Sauerkraut decken könnten. Die Eltern von fünf vegan aufwachsenden Kindern gingen im Jahr 1992 davon aus, dass der Bedarf bei langjähriger veganer Ernährung niedriger sei als bei anderen Menschen: »Der Vegan« –

sie benutzten immer noch das aus dem Englischen entlehnte Wort
– »braucht nicht so viel Vitamin B 12 zu haben.« Und der Autor einer Broschüre namens »Warum kein Fleisch, kein Fisch, kein Ei?« schrieb 1983, Vitamin B 12 sei »auch im Pflanzenbereich ausreichend vorhanden«: »Der Körper ist in der Lage, durch Eigensynthese selbst Kobalamin herzustellen, was durch Verzehr von Meeresalgen erheblich gesteigert werden kann.« Andere Veganer gehen davon aus, dass Pflanzennahrung genug Spuren vom Mutterboden enthalte, in dem ebenfalls Vitamin B 12 enthalten sei. Sie warten ab und lassen mehr oder weniger regelmäßig ihre Blutwerte kontrollieren, denn ein Mangel zeichnet sich normalerweise erst nach Jahren ab.

Je weniger Veganer aus der klassisch lebensreformerischen Ecke kommen, desto geringer wird aber die Abneigung gegen künstliche Nahrungsergänzungsmittel; Lifestyle-Veganer haben damit keine Berührungsängste. Aber auch viele, die sich lange und ernsthaft mit der veganen Lebensweise auseinandergesetzt haben, kommen zu dem Ergebnis, lieber nichts zu riskieren. Der Veganer Christian Koeder, der so gut wie alle Aspekte des Veganismus in einem 2014 im Selbstverlag veröffentlichten Buch zusammengetragen hat, wendet sich gegen einen Begriff von Natürlichkeit mancher Veganer, der Ergänzungspräparate als unnatürlich einstuft. Koeder dagegen wirbt für B-12-Tabletten. Nicht zuletzt mit dem Ziel, Nicht-Veganern die Grundlage für das Argument zu entziehen, der Veganismus sei wegen der Gefahr eines B-12-Mangels fahrlässig. Denn wenn sich keine Veganer mehr fänden, die an diesem Mangel litten, fehlten auch die dramatischen Fälle, die gegen den Veganismus benutzt werden könnten.

Wie groß das Risiko für Veganer tatsächlich ist, eine Mangelkrankheit zu bekommen, darüber mutmaßen und forschen Veganer und Wissenschaftler bis heute. Der Gießener Professor Claus Leitzmann berichtete 2001, auch bei langfristiger veganer Ernährung ohne Ergänzungspräparate träten klinische Anzeichen eines Mangels seltener auf als theoretisch zu erwarten. Möglicherweise nähmen Veganer Vitamin B 12 auch über Bakterien aus Essen und Geschirr auf. Außerdem war Leitzmann der Meinung: »Ferner besteht die Möglichkeit, dass nicht alle Veganer in letzter Konsequenz alle Milch- und Milchprodukte sowie Teig- und Backwaren, bei deren

Herstellung Eier zugesetzt waren, meiden.« Mit dieser Vermutung dürfte er nicht falsch liegen.

Endstation Vegetarismus und eine gehörnte Amme

Einer der Aufsätze, die Karl Albrecht Höppl in der Vegetarier-Zeitschrift veröffentlichte, trug den suggestiven Titel »Laktovegetarismus als Endstation der Ernährungsreform?«. Er erschien 1975 im »Vegetarier«. Damals konnte Höppl den Slogan »Nichts vom Tier!«, den er dem 1944 gestorbenen Franzosen Arthur Merrheim zuschrieb, bei seinen mehrheitlich laktovegetarischen Lesern schon als bekannt voraussetzen. Gleichzeitig ging er – völlig zu Recht – von einer »noch winzigen Vegan-Bewegung« aus. Selbstverständlich war die rhetorische Frage nach der Endstation zu verneinen: Nach dem Laktovegetarismus kam aus Veganer-Sicht natürlich noch der Veganismus als höchste Stufe. Einer der Gewährsleute des Autors für die Gesundheit und ethische Überlegenheit des Veganismus war Carl Anders Skriver, auf dessen Biografie und Werk Höppl an mehreren Stellen einging.

Sein zweiter Aufsatz für die Vegetarier-Zeitschrift hieß »Es geht um die gehörnte Amme« und kam 1978 heraus. Dieser Titel erschloss sich Uneingeweihten erst beim Lesen: Die gehörnte Amme des Menschen war die Kuh, der »diese Rolle zudiktiert und aufgezwungen« wurde.

Höppl lebte nach eigenen Angaben schon Anfang der 1930er Jahre zwei Jahre lang vegetarisch, »weil mir das nett und nützlich vorkam«. Damals habe es als ausgemacht gegolten, dass ein solches Wagnis nur glücken konnte, wenn der Vegetarier reichlich Milchprodukte verzehrte, und offenbar hinterfragte Höppl das auch nicht. 1950 schwor er abermals dem Fleisch ab, und wieder schien es »weder Grund noch Möglichkeit zu geben, weiter als bis zum Laktovegetarismus vorzudringen«.

Weder in der Weimarer Zeit noch in den ersten beiden Jahrzehnten nach dem Zweiten Weltkrieg stand der Veganismus bei der Mehrzahl der Vegetarier hoch im Kurs. In einem Buch aus den frühen 1930er Jahren mit dem Titel »Schlemme ohne Fleisch!« schrieb der Autor Hans Balzli, offenbar ein Laktovegetarier, der »extreme Flügel der sogenannten ›Lebensreformer‹, die in Wort und Schrift den Vegetarismus als die endgültige Lösung sämtlicher Nöte der Menschheit preise«, gefalle sich in Übertreibungen, die der Mehrzahl der Menschen immer unbegreiflich bleiben würden. »Diese Leute verwerfen nicht bloß das Fleisch, sondern sie verbieten uns auch die Milch (samt allen Milchprodukten) und das Ei und erklären die Gewürze, den Alkohol (den sie nicht in gegorenen und gebrannten zu unterscheiden wissen), den Kaffee und den echten Tee für die furchtbarsten ›Gifte‹.« Balzli warb dagegen für einen gemäßigten Vegetarismus. Die extremen Vegetarier waren für ihn »Sonderlinge«.

Doch seit den 1950er Jahren hatte sich dann einiges getan, was nach Höppls Ansicht »jedem Laktovegetarier die Selbstsicherheit mindern musste«. In der Wissenschaft geriet die alte »Eiweißdogmatik« ins Wanken. »Gleichzeitig entartete die Tierzucht gerade auf dem Ernährungssektor so weithin zum tierfeindlichen Industrieprozess, dass in diesem Rahmen auch die Milch- und Eierproduktion zunehmend beunruhigen musste.« Und dann war da noch die Welternährungskrise, die den Umweg des Getreides über das Fleisch im Empfinden von immer mehr Menschen zu einer nicht verantwortbaren Verschwendung anbaufähiger Ackerfläche mache.

Alles drei – Diskussionen über die Eiweißfrage, Kritik an der Tierzucht, Rechenexempel über die kostengünstigere Pflanzenkost – war schon vor Jahrzehnten regelmäßig in Vegetarier- und Reformzeitschriften zu finden gewesen. Aber durch die veränderte Lebenswirklichkeit in den 1970er Jahren erhielten diese Dinge allmählich eine andere gesamtgesellschaftliche Relevanz. Die Kritik an der Massentierhaltung wurde vor allem deshalb lauter, weil die Tierhaltung nun in anderen Umfängen stattfand, Großbetriebe immer mehr kleinere Höfe ersetzten. Es hatte aber auch damit zu tun, dass es mehr kritische Berichte über die immer industriellere, automatisierte Landwirtschaft gab. Zusätzlich sorgten die neuen sozialen Bewegungen seit 1968 dafür, dass gesellschaftliche Gruppen und auch immer mehr Einzelne ganz allgemein die bestehenden Verhältnisse und Strukturen der Bundesrepublik in Frage stellten. Davon blieb auch die Lebensmittelindustrie nicht verschont.

Höppl widmete sich 1975 drei Fragen. Die erste lautete: Wie natürlich ist die Nahrung vom lebenden Tier? Zusammengefasst gab

Höppl die Antwort: Nicht sehr natürlich. Das Hühnerei sei von der Natur nicht zum Essen gedacht, sondern zur Fortpflanzung der Hühner, und die Milch sei nur für das Kalb natürliche Nahrung, auf dessen Bedarf sie genau abgestimmt sei. Und so könne der Mensch die Milch nicht ungestraft »ernten«: Sobald sie die Kuh verlassen habe, beginne der Verfall, werde die Milch von Bakterien zersetzt. Auch sei die Milch immer nur so gesund wie die Kuh, die gemolken wird. Und weil viele Kühe krank seien, übertrage die Milch Krankheiten, zum Beispiel Bronchitis.

Die zweite Frage war: Was nehmen wir damit (also mit der Nahrung vom lebenden Tier) der Kreatur? Antwort: Zu viel von ihrem natürlichen Dasein. Und Lebenszeit. Höppl wies die Ansicht auch mancher Laktovegetarier zurück, eine humane Viehzucht könne als Symbiose zwischen Mensch und Tier verstanden werden. Denn der Mensch sei immer der »Parasit« des Tieres, und Viehzucht ohne Grausamkeit gebe es nicht. Erst recht nicht in der modernen Massentierhaltung mit ihren »mechanisch-industriellen Großbetrieben«. Weil Kühe kalben müssen, um Milch zu geben, würden in jedem größeren Land Jahr für Jahr »Hunderttausende bis Millionen Kälber« umgebracht. Der Mensch lasse »Millionen und Abermillionen Tiere unter Missachtung natürlicher Fortpflanzungsweisen in ein Dasein treten«, das »weder nach Länge noch nach Qualität etwas mit normalem geschöpflichem Leben zu tun« habe.

Durch Zuchtwahl und den »raffinierten Dauereingriff in den Ablauf biologischer Funktionen« entstünden Degenerationsformen, die die Natur nicht kenne: »Legehennen« und »Milchkühe« – »was sind das wohl für seltsame Tiere?« Für Höppl jedenfalls waren sie Karikaturen der natürlichen Geschöpfe. Diese Karikaturen reagierten mit Verhaltensstörungen auf ihre »Roboter-Rolle« in der Gefangenschaft. Höppl schreckte an dieser Stelle nicht vor einem drastischen Vergleich zurück: »Wenn es im menschlichen Bereich eine Parallele für dieses massierte Elend gibt, dann nur in den Konzentrations- und Vernichtungslagern unseres Jahrhunderts«.

Bis heute verwenden manche Veganer die Ausdrücke »KZ-Hühner« und »Hühner-KZ«. Allerdings nicht mehr offiziell. Schon in den 1970er Jahren blieben solche Holocaust-Vergleiche nicht immer juristisch folgenlos. Als der Frankfurter Tierforscher und Zoodirektor Bernhard Grzimek, ungleich prominenter als Höppl, die Haltung in Legebatterien mit Konzentrationslagern verglich, kam es zum Prozess. Damals urteilte das Oberlandesgericht Düsseldorf 1976 allerdings noch, die Meinungsäußerung sei strafrechtlich in Ordnung gewesen. Inzwischen herrscht bei Schoa-Vergleichen eine andere Sensibilität. Die Werbekampagne der Tierrechtsorganisation Peta von 2004 mit dem Slogan »Der Holocaust auf Ihrem Teller« zog einen jahrelangen Rechtsstreit nach sich. 2012 urteilte schließlich der Europäische Gerichtshof, das frühere Verbot eines deutschen Gerichts sei rechtens gewesen.

Höppls dritte Frage schließlich lautete: Ist die Nahrung vom lebenden Tier heute noch sinnvoll zu fordern? Die Antwort: Nein, wegen des Hungers in der Welt. Höppl brachte ihn in Zusammenhang damit, dass massenhaft Ernteerträge von Tieren gefressen würden und es gleichzeitig an Land für noch mehr Viehzucht fehle. So könnten nicht alle Menschen satt werden. In diesem Zusammenhang zitierte er Werner Schuphan, jenen Professor, der dreizehn Jahre vorher den positiven Leserbrief zu seiner, Höppls, Meinungsäußerung in der F.A.Z. verfasst hatte. Da ist es wieder, das Netz der Gleichgesinnten. 1961 hatte Schuphan in einem seiner Bücher geschrieben, von der Fläche, die zur Ernährung eines Anhängers der Normalkost nötig sei, könnten »fünf Vegans« leben – so jedenfalls Höppl. Das Verhältnis zwischen Laktovegetariern und Veganern betrage zwar nur 1:2. »Aber schon über diese Proportion kann ein Verfechter des Laktovegetarismus kaum glücklich sein.«

Den Aufsatz über die gehörnte Amme verstand Höppl drei Jahre später, 1978, als Fortsetzung seines ersten Textes, nachdem »sich die Aktualität des Themas seitdem nur bestätigt hat«. Er meinte jetzt zu beobachten, dass der Veganismus »mehr und mehr im Gespräch« sei, »und das nicht nur ›intern‹«. Allerdings war auch ihm klar, dass es vor allem eine »Binnenwanderung« vom Laktovegetarismus zum Veganismus gab, sich also nicht völlig neue Bevölkerungskreise für die komplett pflanzliche Ernährung begeisterten. Die Belege, die Höppl für den Bedeutungsgewinn des Veganismus anführte, stammten zudem allesamt aus England: Die »Vegan Society« gewann neue Mitglieder, die Auflagenzahl ihrer Zeitschrift betrug inzwischen 2700, es gab im Königreich immer mehr Presseberichte über den Veganismus, und das Wort »Vegan« wurde in England öfter gebraucht. Auf die Lage des Veganismus in Deutschland ging Höppls Text nicht weiter ein, erweckte damit aber den Eindruck, dass die Verhältnisse nicht so anders seien. Das darf bezweifelt werden – in Deutschland gab es weder eine eigene Organisation der Veganer, noch spielte diese Ernährungsform in der größeren Öffentlichkeit schon eine Rolle.

Diesmal konzentrierte sich Höppl auf die biologisch-gesundheitlichen Einwände gegen die Kuhmilch, deren Konsum durch den Menschen ihm pervers erschien. Seine Argumente kannten damals auch noch nicht alle Vegetarier in- und auswendig: In unveränderter Form tauge Kuhmilch nicht für das menschliche Kleinkind, sie sei zu reich an Eiweiß, übertrage Krankheiten, löse Allergien aus, und auch das Kuhmilchfett sei für den Menschen ungeeignet. Die Verarbeitung sei aber auch keine Lösung. Beim Pasteurisieren gingen nicht alle Keime kaputt. Das Sterilisieren hingegen zerstöre zu viele Nährstoffe.

Nur beim Säugling seien die Verdauungssäfte überhaupt auf Milch eingerichtet, »und zwar auf die artspezifische Muttermilch«. Für Kuhmilch sei der Mensch weder als Säugling noch in späteren Lebensphasen ausgelegt. An dieser Stelle führt Höppl an, was auch spätere Veganer hervorheben: dass vielen Menschen bestimmte Enzyme fehlten, um die Milch richtig verdauen zu können. In den Erdregionen wie Europa, in denen es seit Jahrtausenden Milchvieh gebe, und »sozusagen der Typ des Dauersäuglings vorkommt«, kämen noch mehr Leute mit Kuhmilch zurecht. Anders sehe es in Afrika, Amerika und Asien aus: Dort seien die Milchpulversendungen der Entwicklungshilfe völlig fehl am Platz, weil sie krank machten. Aber immerhin sähen die Spender das inzwischen allmählich ein.

Am Ende seines Textes forderte Höppl von den Laktovegetariern die aus seiner Sicht »überfällige Entwöhnung« von Tierprodukten ein. Denen, die partout nicht auf Milch verzichten wollten, empfahl er, Pflanzenmilch im Reformhaus zu kaufen oder sie mit Hilfe von Bircher-Benner-Handbüchern selbst herzustellen. Für ihn selbst war aber klar, dass Pflanzenmilch aufgrund ihrer schlechteren Qualität nie als Ersatz in großem Umfang taugen würde. Für Leute wie Höppl war das kein Problem, denn sie lehnten Milch aus gleich vier

Gründen ab. Sie empfanden sie erstens als pervers, weil sie nicht zur Biologie des Menschen passte, und zweitens aus demselben Grund als ungesund. Drittens sei der Milchkonsum unmoralisch wegen des Hungers in der Welt. Und viertens sei er auch noch deshalb unmoralisch, weil Molkerei und Schlachthaus räumlich getrennt sein mochten, sachlich aber zusammengehörten. Für diese Veganer war klar: Der Mensch brauchte auch keine Pflanzenmilch, denn warum sollte er etwas ersetzten, das sein Körper außer als Baby überhaupt nicht brauchte?

Das so zu sehen fällt auch heute vielen Veganern schwer. Und so finden sich in den Regalen von Lebensmittelgeschäften, Drogerien, Bio-Läden, Reformhäusern und Vegan-Supermärkten verschiedene Sorten von Soja-, Hafer-, Reis-, Mandel- und Haselnuss- – ja was nun eigentlich – Milch? So nennen zwar auch die meisten Veganer die Ersatzprodukte, aber auf den Packungen steht das normalerweise nicht, sondern zum Beispiel »Hafer-Drink«. Sie kosten ungefähr das Drei- bis Vierfache von Kuhmilch, haben ein Vegan-Label und Aufdrucke wie: »Gut für den Planeten«. Denn für die Herstellung würden »weniger Land und Wasser benötigt als für Kuhmilch. Außerdem fällt weniger CO_2 an«. Während Kuhmilch ohne Zutatenliste auskommt, weil sie ja nur aus Kuhmilch besteht, enthalten die Produkte zum Beispiel die Stärke Inulin, Sonnenblumenöl, Tricalciumphosphat, Säureregulatoren, den Zuckeraustauschstoff Maltodextrin, Meersalz, Stabilisatoren und Vitaminzusätze. Vor allem aber bestehen die Drinks aus Wasser – Hafer und Sojabohnen machen jeweils weniger als zehn Prozent des Getränks aus, das im Vergleich zu Kuhmilch auch flüssiger, weniger sämig ist.

Im Internet finden sich auch Tipps, wie man selbst Pflanzenmilch herstellt – für alle, die es noch natürlicher mögen. Die Zeitschrift »Der Vegetarier« beschrieb schon in den 1970er Jahren, dass aus einem Teelöffel Mandelmus von »Granovita« aus dem Reformhaus, verrührt mit 170 Milliliter abgekochtem Wasser und vierzig Milliliter Aprikosensaft, eine Mandelmilch für Kinder hergestellt werden könne, die vegan aufwuchsen. Von solchen Familien war in der Zeitschrift immer mal wieder die Rede. Und auch wenn es in Deutschland keine Firma wie Plamil in Großbritannien gab, so war es in westdeutschen Reformhäusern doch auch schon damals möglich, Soja- und Mandelmilch zu kaufen. In Ostdeutschland dagegen gab es keine veganen Produkte.

Vegane Flaute in der DDR

Schon vegetarisch zu leben war in der DDR nicht einfach. Frisches Obst und Gemüse waren oft nicht zu bekommen. Veganismus, das habe es gar nicht gegeben, sagt einer, dessen Vater in der DDR unter schwierigen Bedingungen ein Reformhaus geführt hat. Einige hatten nämlich nach dem Zweiten Weltkrieg in der sowjetischen Besatzungszone wieder eröffnet. Viele hielten aber nicht bis zur Wende durch, und auch viele Herstellerbetriebe konnten sich nicht halten. Vegetarier fanden immerhin noch ein paar laktovegetabile Waren in sogenannten Diätregalen im Konsum und in der Handelsorganisation, kurz HO. Wer komplett vegan hätte leben wollen, hätte noch weniger Auswahl an Lebensmitteln gehabt als der ebenfalls schon stark eingeschränkte Vegetarier in der DDR.

Alma Bärwinkel aus Meißen führte bis Ende der 1980er Jahre das Reformhaus ihrer Familie weiter. Das Geschäft von Walther Bärwinkel mit der Neuform-Mitgliedernummer 318 hatte es schon in der Weimarer Republik gegeben. Frau Bärwinkel erhielt, wie ein Brief im Eden-Archiv in Oranienburg belegt, Pakete mit »vielen köstlichen Artikeln« aus dem Westen. Dabei dürfte es sich um die klassischen laktovegetarischen Reformhaus-Produkte der 1980er Jahre gehandelt haben. »Leider können wir uns diese reformerischen Sachen nie kaufen, weil die Finanzen nie ausreichen.«

Päckchen in den Osten schickte auch der Vegetarier Gerhard Härtel aus Hofheim am Taunus. Härtel engagierte sich in den 1970er Jahren »im Bund für Lebenserneuerung«, dem späteren Vegetarierbund. Mit der »Arbeitsgemeinschaft DDR-Vegetarierfreunde« schrieb er auch Briefe an Vegetarier im Osten. Darin ging es um die Probleme des naturgemäßen Lebens in Ost und West, außerdem legte Härtel den Sendungen in die DDR Ausschnitte aus Vegetarier- und Reformzeitschriften bei. Ob darunter auch die Aufsätze von Höppl waren? Falls ja, dann hätten sie für die Vegetarier in der DDR ohnehin einen eher theoretischen Nutzen gehabt. Härtel schickte vegetarische Lebensmittel, etwa Hefeextrakte, nach »drüben«. Nach seinen Angaben von 1977 boten die fünf Kneipp-Bäder der DDR laktovegetarische Kost an, und in manchen Kantinen in der DDR sollten »zu jeder Hauptmahlzeit Rohkostvorspeisen gegeben werden«. Von Essen ohne Tierprodukte ist auch in diesem Zusammenhang nicht die Rede.

Der Vegetarierbund und die Corfam-Schuhe

Der Name des heutigen »Vegetarierbundes Deutschland«, kurz VEBU, gleicht dem des 1892 gegründeten »Deutschen Vegetarier-Bundes«. Das ist gewollt. Seit 1931 hatte der alte Vegetarier-Bund den radikalen Tierschutz und den Kampf gegen jegliches »Tierstoffessen« propagiert, zumindest der Vorstand setzte sich also für den Veganismus ein. Im »Dritten Reich« hatte sich der Bund aufgelöst. Der heutige Vegetarierbund, dessen Vorstandsmitglieder allesamt vegan leben und dessen Zeitschrift inzwischen ausschließlich vegane Rezepte vorstellt, sieht sich in der Tradition des Vorgängers. Unter »Die Geschichte des VEBU« zeichnet der Bund im Internet eine Linie von der Gründung 1892 in Dresden über die 1946 entstandene »Vegetarier-Union« und deren Zusammenschluss mit der »Deutschen Reformjugend« 1973 bis hin zum »Bund für Lebenserneuerung«, der dann seit 1985 »Vegetarierbund Deutschland« hieß.

Auf der Internetseite ist von »über 120 Jahren mit vielen Erfolgen, aber auch einigen Rückschlägen« die Rede. Das wird nicht weiter ausgeführt, aber es ist anzunehmen, dass mit »Rückschlägen« vor allem gemeint ist, dass sich der Verbands-Vegetarismus nach der vielversprechenden veganen Phase der frühen 1930er Jahre im »Dritten Reich« auflöste. Schon seit den 1920er Jahren waren allerdings die Mitgliederzahlen zurückgegangen – Veganismus lag in der Weimarer Republik, anders als der klassische Laktovegetarismus, nicht gerade im Trend. Er wurde aber auch schlecht verkauft, die Texte der »Vegetarischen Warte« gaben sich elitär und wenig lebensnah. Kein Wunder, dass die Veganer als Sonderlinge galten.

Nach dem Zweiten Weltkrieg dauerte es dann lange, bis überhaupt wieder eine ordentliche Zahl an vegetarischen Mitstreitern beisammen war. Das Ziel des Veganismus war auf Verbandsebene zunächst vertagt. Trotzdem setzte sich der Verband immer wieder mit Themen auseinander, die noch heute viele Veganer beschäftigen. Beim Deutschen Vegetarier-Tag in Hannover gab es 1966 einen Kurzvortrag und eine Ausstellung zum Thema »Schuhe aus vegetarischem Material«. Dafür hatte die Salamander-Schuhfabrik einige Modelle aus ihrem Corfam-Programm zur Ansicht zur Verfügung gestellt. Corfam war ein Kunststoff, der angeblich so luftdurchlässig war wie Leder; entwickelt hatte ihn der amerikanische Chemieriese Du Pont. Nach einem Bericht des »Spiegel« vom 17. April 1967 hatte Salamander zu diesem Zeitpunkt allerdings erst 5000 Paar solcher Schuhe verkauft; Schuhe aus Corfam hatten einen Marktanteil von weniger als einem Prozent. Allerdings mutmaßte »Der Vegetarier«, mancher werde sich künftig »vermutlich für Corfam entscheiden, vielleicht schon, um der ewigen Meckerei der Nicht-Vegetarier aus dem Wege zu gehen: ›Ja, Sie tragen ja auch Lederschuhe vom Tier!‹«

»Tierleichen am Fuß«

Salamander hatte die Corfam-Schuhe natürlich nicht speziell für Vegetarier entwickelt. Das Unternehmen setzte vermutlich aus einem ganz anderen Grund auf die noch kleine Sparte der Kunststoffschuhe. Laut »Spiegel« gingen Experten davon aus, dass es innerhalb der nächsten Jahre zu einer Lederknappheit kommen werde. Die Preise für Rindshäute waren gerade stark gestiegen, und man rechnete damit, dass das Angebot bald hinter der Nachfrage zurückbleiben werde. Heute gibt es Billigschuh-Hersteller, die alle ihre Produkte komplett aus Kunststoff, also ohne Leder herstellen. Auch diese Unternehmen wenden sich mit ihrem Angebot nicht an Veganer. Sie wollen einfach sehr günstige Schuhe verkaufen, was nur mit billigem Material möglich ist. Und natürlich mit billigem Personal. Veganer, die heute solche Schuhe kaufen, haben also keine »Tierleichen am Fuß«, wie sie es angewidert ausdrücken. Dafür nehmen sie in Kauf, Schuhe zu tragen, die Menschen in asiatischen Schuhfabriken unter harten Bedingungen zu geringem Lohn hergestellt haben. Manche beschäftigt trotzdem mehr die Tatsache, dass bei Kunststoffschuhen ohne Vegan-Label möglicherweise Klebstoff mit tierischen Inhaltsstoffen verwendet wurde. Fairerweise muss man aber sagen, dass vegane Schuhe wirklich sehr teuer sind. Und wer schon einen gehörigen Aufpreis für seine pflanzlichen Milchprodukte zahlt, fängt bei den Schuhen dann vielleicht doch an zu sparen.

Gelbe Butter mit düster-rotem Schein

Von solchen Gedankengängen waren die Vegetarier der 1960er Jahre aber noch weit entfernt. Erst in den 1970er Jahren begann sich erneut eine vegane Gruppe innerhalb des Vegetarierbunds zu formieren. Das geschah mit Zeitschriftenaufsätzen wie denen von Höppl. Der legte 1985 auch noch einmal nach und knöpfte sich nach Milch und Eiern das nächste Lebensmittel vor: Sein neuer Aufsatz hieß »Ohne Schlachthaus keine Butter«. Höppl nutzte ihn auch, um mit einem Konkurrenten abzurechnen: Max Otto Bruker.

Bruker lebte von 1909 bis 2001 und hat bis heute viele Anhänger, auch unter Veganern. Dabei war die Kost, die er empfahl, nicht vollständig vegan. Wer sich nach Brukers »vitalstoffreicher Vollwertkost« ernährt, verzichtet weitgehend auf Fisch, Fleisch, Eier und Milchprodukte wie Quark und Joghurt, isst jedoch nach der klassischen Lehre Butter und Sahne, weil sie überwiegend aus tierischem Fett und nicht aus tierischem Eiweiß bestehen. Viele Veganer, die Bruker heute loben, sehen das als einziges kleines Manko in der von ihm empfohlenen Kost. In einem veganen Kochbuch von 2012 heißt es: »Ich bin mir jedoch sicher, dass selbst Dr. Bruker heute Butter und Sahne auf seinem Speiseplan zumindest überdenken würde, wenn er die neuesten wissenschaftlichen Erkenntnisse über die gesundheitlichen Auswirkungen der Kuhmilchprodukte noch erlebt hätte.«

Höppl war 1985 noch nicht so weit, sich einfach das für ihn Passende aus Brukers Lehre herauszupicken. Brukers Lehre war damals noch eine direkte Konkurrenz für Höppls Feldzug für den Veganismus. Höppl musste Bruker erst widerlegen, bevor er dessen Kostform am Ende seines Artikels großmütig als grundsätzlich in die richtige Richtung weisend loben konnte.

Unter den Lebensreformern, und aus dieser Tradition kam Höppl, war die Butter einst hoch angesehen gewesen; in der Pflanzenbutter-Diskussion hatten die Reformer als Argument gegen die Kuhbutter stets ausschließlich den hohen Preis angeführt. Auch Höppl verdammte die Butter nicht komplett, sondern er setzte zunächst sachlich beim Cholesteringehalt an: Wegen des hohen Anteils gesättigter Fettsäuren trage sie wahrscheinlich eine Mitverantwortung für Schlaganfall, Herzinfarkt und Arteriosklerose, also Aderverkalkung. Bruker dagegen erachtete Cholesterin für »nicht nur unschädlich, sondern absolut lebensnotwendig«. Vom Nährwert her bewertete Höppl die Butter als »bedingt empfehlenswert«, aber nur, wenn sie sparsam verwendet werde.

Dann kam Höppl zu seinem eigentlichen Argument: dem Preis, den die Tiere dafür zahlten, dass Menschen sich so gerne Butter auf Brot strichen. Höppl berief sich, wie schon so oft, auf den anderthalb Jahre zuvor gestorbenen »Vorkämpfer einer tierkostfreien Ernährung«, Carl Anders Skriver. Über dessen Frau Käthe Skriver, geborene Schüder, konnte man auch für sechs Mark plus Porto Höppls Broschüre »Nichts vom Tier« beziehen – das Netz der wenigen damaligen Veganer war eng geknüpft. Diesmal zitierte Höppl Skrivers Satz »An der weißen Milch klebt rotes Blut«. Und folgerte: »Wenn das zutrifft, mischt sich auch in das schöne Gelb der Butter ein düster-roter Schein.« Denn die »so harmlos benannten ›Produkte vom lebenden Tier‹« stammten »stets von Todeskandidaten«. Die Vorstellung, dass alle ausgedienten Tiere doch irgendwo ein Gnadenbrot bekommen könnten, sei schön, aber in der modernen Landwirtschaft unrealistisch. Bruker aber war aus Höppls Sicht grundsätzlich einer von den Guten, nur noch nicht zur völligen veganen Erleuchtung gekommen. Großmütig attestierte er dem Konkurrenten, er sehe ihn »im Grundsatz einer Zukunft zugewandt«, die schon begonnen habe und von der zu erwarten sei, »dass sie über Unklarheiten und Kompromisse der Gegenwart hinausführt«. Das sollte bedeuten: Brukers vitalstoffreiche Vollwertkost wies schon in die richtige Richtung, sie musste bloß noch die Sahne und die Butter über Bord werfen. Der Veganismus hatte seine beste Zeit noch vor sich. In diesem Punkt sollte Höppl Recht behalten.

Der Milch-Hasser Walter Sommer

Wer die Texte von Carl Anders Skriver und Karl Albrecht Höppl liest, stellt sich zwei Männer vor, die von ihren Ideen überzeugt waren. Die Texte bemühen sich trotzdem weitgehend um einen sachlichen Stil, wägen Argumente ab. Die Überzeugungen Skrivers und Höppls waren offensichtlich das Ergebnis eines längeren Nachdenkens über Ethik und Ernährung. Höppl gab sogar zu, noch nicht genug über den Veganismus zu wissen, und bat seine Leser um Zuschriften mit ihren Erfahrungen. Es gab aber auch schon in den 1950er, 1960er und 1970er Jahren Veganer, die einen anderen, aggressiven Ton anschlugen. Die Autoren waren wütende Männer, manchmal an der Grenze zur Verblendung. Sie ließen nichts anderes gelten als die eigene Lehre. Der Veganismus war für sie nicht ein erstrebenswertes Ziel, sondern die einzig wahre Ernährungsweise. Wer diese nicht befolgte, war in ihren Augen unzulänglich. Der Groll der wütenden Männer richtete sich aber noch nicht so sehr gegen die Besitzer von Legebatterien und Molkereien wie der mancher Veganer und Tierrechtler der 1980er Jahre. Sondern gegen die Milch selbst.

Einer jener »Milch-Hasser« war Walter Sommer, geboren 1887, gestorben 1985 im Alter von fast hundert Jahren. Schon 1924 hatte er einen eigenen Verlag für lebensreformerische Schriften gegründet, der eine Zeitschrift namens »Lichtheilgrüße« herausgab. Sommer ist der völkischen Richtung der Lebensreform zuzurechen; außer mit Rohkost, Veganismus und Ernährungsfragen beschäftigte er sich auch mit Runen und den alten Germanen. Er ging davon aus, dass es ein »Urgesetz der natürlichen Ernährung« gibt. So hieß auch ein Buch, das Sommer 1952, 1958 und 1972 in drei Auflagen veröffentlichte. Darin geißelte er die Milch, die aus seiner Sicht von der Natur nur für junge Säugetiere gedacht war und direkt abgesaugt werden musste. Sonst sei sie keine »lebendige Nahrung« mehr. In drastischen Worten, ja, einer regelrechten Abrechnung mit dem Lebensmittel, stellte Sommer die Theorie auf, die Milch werde »durch die intime Berührung mit dem Sauerstoff in der Luft« zur »Milchleiche« und somit zum Nährboden für Keime. In der Ausgabe von 1958 heißt es, der menschliche Magen habe keine Möglichkeit, »den die Verdauung vorbereitenden Vorgang der Verlabung durchzuführen«. Zu Sommers Denken in Naturgesetzen gehörten auch unbarmherzige Strafen für alle, die sich diesen Gesetzen widersetzten. Wer Milch trinke, vergehe sich »gegen das Gesetz der Erhaltung des Lebens«. Die Folgen machten sich »leider« selten sofort bemerkbar,

»da die ersten krankhaften Erscheinungen und Missbildungen in der Kindheit als nicht zu vermeidende Kinderkrankheiten angesprochen werden«. In Sommers Welt war die Milch nicht nur schuld an Milchschorf bei Säuglingen, sondern auch an Masern, Windpocken, Scharlach, Diphterie, echten Blattern und anderen »Krankheiten mit starker Hautausscheidung«.

Schon um 1900 hatten strenge Vegetarier davon gesprochen, dass in Milch Tuberkulose-Erreger enthalten seien. In den 1950er Jahren war das Verfahren der Pasteurisierung aber längst erprobt und vorgeschrieben. Sommer wies jedoch darauf hin, dass aus dem Tierkörper die Erreger unter anderem von Maul- und Klauenseuche, Milzbrand, Tollwut, Kuhpocken und fast aller menschlichen Infektions- und Kinderkrankheiten in die Milch gelangten. Hinzu kämen die Schäden durch Kannen aus verzinntem Eisen und Aluminium und durch Emaille-Geschirr – zusammen mit der Milch könnten da ungute Metallverbindungen entstehen. Sommer hielt das Pasteurisieren für nicht gründlich genug, beim Sterilisieren der Milch würden ferner auch die »Lebensträger, Enzyme, Vitazyme und alles Lebendige« vernichtet. Nachdem sich Sommer noch mit weiteren Verarbeitungsmethoden auseinandergesetzt hatte, die allesamt nicht verhinderten, dass Gift in den Körper gelänge, war klar: Er sah Milch im rohen wie auch im handelsüblichen Zustand als schädlich an, denn in seinem Weltbild machte sie den Menschen krank und lebensunfähig.

Sommer schien beim Schreiben Spaß daran zu haben, den Lesern die Milchprodukte so richtig madig zu machen. Besonders schlecht kam bei ihm der Käse weg. Parmesan werde in Italien »zubereitet durch Einreibung mit Leinölfirnis und gefärbt mit einem Gemisch aus Spiritus, Kienruß und Leinöl«. Der Neuchateller erhalte seinen Geruch von Schimmelpilzen, »die nachher durch Käserotbakterien gefressen werden«, wodurch die typische rote Haut entstehe. Und der Roquefort bekomme seine grüne Marmorierung dadurch, dass ihm verschimmeltes Brot beigefügt werde.

Fehlten eigentlich nur noch die Eier. Was hatte Sommer dazu zu sagen? Schon vor der Milch hatte er das Fleisch in Grund und Boden geschrieben, und so sei »eigentlich nur hinzuzufügen, dass wir alle Krankheitserscheinungen, die wir dem Fleischgenuss zuschreiben müssen, beim Eiverzehr in verstärktem Maße wiederfinden«. Eier lehnte Sommer auch noch aus einem ganz speziellen Grund ab: Er ging davon aus, dass sie Kinder »geschlechtlich frühreif« machten und bei Erwachsenen die »Gefahr ungezügelter Begierden« erhöhten. Hier zeigt sich der Reinheitskult mancher Veganer wieder in jener Variante, die sich nach außen hin als keusch darstellt. Schon im 19. Jahrhundert gingen Vegetarier wie August Aderholdt davon aus, dass die Pflanzenkost »reines Blut und eine reine Seele, ein fühlendes Herz und einen klaren Geist« schaffe.

Der Milch-Hasser Helmut Wandmaker

Sommer war nicht der Einzige, der die Produkte vom lebenden Tier mit harten Worten verdammte. Auch der etwas jüngere Helmut Wandmaker, geboren 1916, führte bis zu seinem Tod nach einem Schlaganfall im Jahr 2007 einen Feldzug gegen die Milch; und darüber hinaus übernahmen das andere in seinem Namen in der Zeitschrift »Wandmaker Aktuell«. Wandmaker gehörte zu den Verfechtern einer reinen Rohkost. Allerdings nicht im Sinne Reinhold Riedels, des strengen Vegetariers der Jahrhundertwende. Der aß auf seinen dienstlichen Bahnfahrten durch das Deutsche Kaiserreich außer Obst auch reichlich Brot, Frühstücksflocken, Nüsse und vegane Kekse. Nach Wandmaker dagegen ist Getreide verboten, und die Ernährung soll zu drei Vierteln aus rohem Obst und zu einem Viertel aus rohem Gemüse bestehen. Als Getränk empfahl Wandmaker destilliertes Wasser.

Lassen wir zunächst die Zeitschrift »Fit for Fun« über seine Lehre urteilen: »Jedem Ernährungswissenschaftler dürften bei dieser Diät die Haare zu Berge stehen«, schrieb das Online-Portal der Fitness-Zeitschrift im November 2015 in einem Diäten-Vergleich. »Nicht nur, dass die Tipps, die Wandmaker gibt, zum größten Teil jenseits von gut und böse sind. Der Hinweis, destilliertes Wasser zu trinken, ist sogar richtiggehend gefährlich! Die Kalzium-, Jod-, Eisen- und Vitamin-B-12-Versorgung ist bedenklich. Das Gleiche gilt für die Unterversorgung mit lebensnotwendigen Fetten und Eiweiß. Eigentlich bedarf diese Diät keines weiteren Kommentars. Also: Finger weg!«

Trotz seiner Werbung für reine Rohkost baute Wandmaker als Kaufmann ein Einzelhandelsunternehmen mit Discount-Läden auf, in denen es natürlich auch noch andere Dinge zu kaufen gab außer frischem Obst und Gemüse. 1982 verkaufte er die Firma; 1988 wurde sie von Coop übernommen. Sein erstes Buch über Ernährung erschien 1975, seit 2000 gab er auch das Rohkostmagazin heraus, das seit seinem Tod 2007 in seinem Geiste weitergeführt wird.

Mit Walter Sommer hatte Wandmaker die Abneigung gegen Milch gemeinsam. In der Ausgabe von November/Dezember 2009 wandte sich »Wandmaker Aktuell« gegen die Werbung der Milchindustrie. Wenn Reklame Kühe mit Kälbern zeige, dann entspreche das nicht der Wirklichkeit; »tatsächlich wird in der Intensivtierhaltung das Kalb unmittelbar nach der Geburt in grausamer Weise von seiner Mutter getrennt«. Wie Sommer ging auch Wandmaker davon aus, dass die Milch Krankheiten übertrage, und zwar »zahlreiche Zivilisationsleiden: von Akne über Diabetes bis hin zu Krebs«. Als Gewährsmann zitierte er einen Medizinprofessor der Universität Osnabrück.

Das 1975 erschienene Buch »Dick und krank oder gesund und schlank« bezeichnet Wandmaker, wie es in veganen Büchern bis heute oft vorkommt, als das Ergebnis eigener Erfahrung. Er sei fettsüchtig gewesen und wolle nun anderen helfen. Zwar biete er als Lebensmittelkaufmann auch Dinge an, die er im Buch verbiete, aber der Kunde bestimme nun einmal das Sortiment, und er wolle ihm nichts vorschreiben. Zur Milch zitierte Wandmaker den Arzt und Ernährungspublizisten Reinhard Steintel mit den Worten: »Man kann durch nichts schneller und intensiver altern, verschlacken und verkalken, als durch täglichen Vollmilch-Genuss, gleich in welcher Form!«

Natürlich durfte der Hinweis darauf, dass Erwachsene nicht das »notwendige Labferment« zum Verdauen von Milch haben und eben nicht mehr an der Mutterbrust saugen, auch bei Wandmaker nicht fehlen. »Nicht umsonst wird aus den Mägen der Saugkälber das für die Käsebereitung benötigte Labferment hergestellt.« Dem Menschen liege Milch »wie Blei« im Magen, ja, sie verschleime schon im Rachen. Wandmaker zählte auch alle Krankheiten auf, die Kinder und Erwachsene seiner Meinung nach von Milch bekommen konnten, unter anderem entzündete Rachenmandeln, »laufende Ohren«, Verstopfung und Gicht. Anders als Sommer erlaubte, ja empfahl Wandmaker geradezu saure Milch: Die bekämpfe sogar die durch die süße Milch verursachten Krankheiten. Insofern rief er, zumindest an dieser Stelle, nicht zum kompletten Rohkost-Veganismus auf. Auch Quark fand er empfehlenswert.

Und Eier? Waren natürlich verboten. Wandmaker nannte als Grund die komplizierten Eiweißmoleküle, die ausschließlich zur Fortpflanzung bestimmt seien. Aber er ging noch einen Schritt weiter als Sommer und andere Eier-Feinde. Er befand zur Fortpflanzungsaufgabe des Eis: »Es ist derselbe Vorgang wie bei den Körnerfrüchten des Getreides. Hier können wir gleich einreihen die reifen Hülsenfrüchte, Nüsse, Mandeln, Kerne aller Art.« Alle diese Fortpflanzungsmittel förderten »Entzündungsvorgänge«, behauptete Wandmaker. Einen Beleg dafür nannte er nicht.

Der neue Wohlfühl-Veganismus

Die Bücher von Wandmaker und Sommer waren wenig gefällig, sie sprachen aus Sicht ihrer Autoren unbequeme Wahrheiten aus. So funktioniert der Veganismus heute nicht mehr. Viele Deutsche verbinden ihn inzwischen am ehesten mit einem Lebensgefühl. Zumindest den »weichen« Veganismus, der auch einmal eine Ausnahme erlaubt und dessen Anhänger nicht permanent versuchen, ihr Umfeld zu missionieren – diese Art von engagierten Veganern gibt es natürlich auch nach wie vor. So ein »Lifestyle-Veganismus« ist aber nicht zu trennen vom Veganismus der Produktwerbung mit Slogans wie »Unsere veganen Alternativen finden nicht nur Veganer tierisch lecker«. Wer sich durch den Internetauftritt des populären veganen Buchautors Attila Hildmann klickt, sieht viel Werbung für vegane Waren. Und wer die Regale mit veganen Produkten im Lebensmittelmarkt studiert, kann dort zum Beispiel zum »Attila Hildmann Matcha Tee« greifen. Der Veganismus der schön aufgemachten Kochbücher und Internetseiten verbreitet in Bild und Text gute Laune, Gesundheit und das angenehme Gefühl, dass es als Veganer ganz leicht ist, nebenbei noch die Welt zu retten. Sogar Flexi-Veganer, die nur ab und zu bewusst rein pflanzlich essen, haben an diesem Lebensgefühl teil. Wer mit dem Veganismus liebäugelt, liegt in jedem Fall im Trend.

Wie aus einer anderen Welt erscheinen dagegen die alternden lebensreformerischen Veganer in der Tradition von Skriver und Schüder, von denen es auch im Vegetarierbund immer weniger gibt. Aus der Zeit gefallen erscheinen im Vergleich mit dem soften Veganismus der Gegenwart auch die seit den späten 1970er Jahren entstandenen radikalen Tierrechtsgruppen, die nur noch hin und wieder mit illegalen Aktionen auf sich aufmerksam machen. Die Zahlen der Kriminalstatistik sind rückläufig: Die radikalen Tierschützer brechen seltener in Putenställe ein, um zu filmen oder die Wände mit politischen Botschaften zu besprühen. Sie ketten sich nicht mehr so oft an Hühnchenmastanlagen an, um auf das Schlachten aufmerksam zu machen. Und auch Baukräne zu besetzen, die neue Viehzuchtbetriebe errichten sollen, ist außer Mode gekommen.

Aber es gibt noch einige Tierrechtsgruppen, die hin und wieder in den Fußgängerzonen der Großstädte ihre Stände aufbauen. Das Interesse der Bevölkerung ist gering – zumindest verglichen mit dem Andrang auf der »Veggie World«, der 2011 ins Leben gerufenen »Messe für das vegane Lebensgefühl«. Seitdem der Veganismus in den vergangenen Jahren zum Hype geworden ist, erscheinen extreme Veganer wie Relikte. Der aktuelle Mode-Veganismus ist unpolitisch und dient in erster Linie dem eigenen guten Gefühl. Er will zwar durchaus Verantwortung für den Planeten übernehmen – für das Klima, die Regenwälder und die Menschen in armen Ländern. Interessanterweise kommen die Tiere oft gar nicht mehr vor.

Selbst die einst so widerborstige Organisation Peta, deren Aktionen in den 1980er und 1990er Jahren vor allem Pelzhändler und Pelztierzüchter fürchteten, ist auf die weiche Linie eingeschwenkt. Sie bietet zum Beispiel ein kostenloses 30-Tage-Vegan-Programm an. Wer sich registriert, bekommt jeden Tag eine automatisierte E-Mail von einer Ernährungsberaterin, mit ansprechenden Fotos von veganen Rezepten, Informationen rund um wichtige Nährstoffe, Argumenten für den Verzicht und Antworten auf Fragen wie: Können Fische Schmerz empfinden? Das Programm ist im Ton ei-

Veganer im Kuhkostüm auf einer Kundgebung in Berlin im Jahr 2010

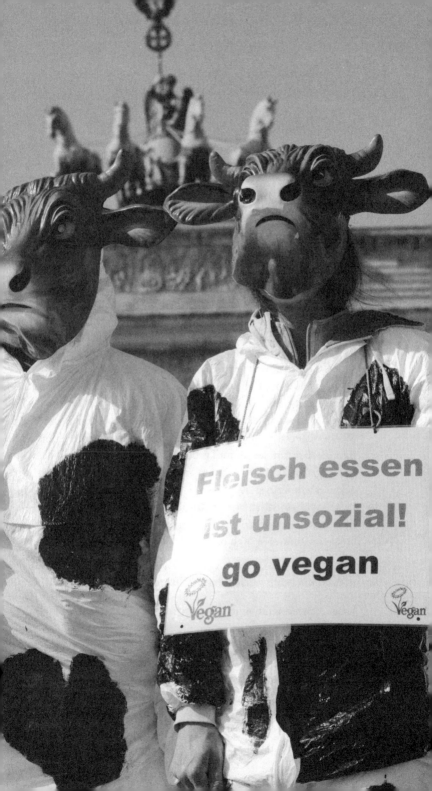

nes professionellen Coachings gehalten, es gibt reichlich Lob fürs Durchhalten und Ansporn fürs Weitermachen.

Das diskriminierte Tier

Die Radikalen bezeichneten sich selbst schon in den 1980er Jahren meist als Tierrechtler, Tierschützer oder Antispeziesisten, nicht als Veganer. Als Konsequenz ihrer gesellschaftspolitischen Botschaft waren sie zwar oft auch Veganer, zumindest Vegetarier, im Zentrum stand aber nicht der Verzicht auf die Tierprodukte, sondern der Kampf gegen die Massentierhaltung und das Töten von Tieren. Sie kämpften gegen Speziesismus: die Diskriminierung eines Lebewesen aufgrund der Zugehörigkeit zu seiner Art. In dieser Sichtweise hielt der Mensch Tiere als Sklaven, beutete sie aus und tötete sie. Von gesunder Ernährung war bei den Tierrechtlern, anders als bei den nach wie vor im Vegetarierbund aktiven Veganern der selben Zeit, kaum die Rede.

Den Kampf zwischen den Schablonen »links« und »rechts«, der in den 1980er und 1990er Jahren auf vielen gesellschaftlichen Feldern ausgetragen wurde, gab es auch innerhalb der Ökologie-Bewegung. Die radikalen Veganer nahmen dabei oft eine Position ein, die zwischen den beiden politischen Extremen schillerte, im Kern ging es aber um den Kampf gegen ein System, das System der Tierhaltung. Das Schillern erinnert an die alten Lebensreformer, die seit der Jahrhundertwende völkische und sozialistische Ideen formuliert hatten, darwinistische und naturphilosophische. Sie bauten sie so in ihre Texte ein, wie sie am wirkungsvollsten in die eigene Ideologie einer tierstofffreien Welt passte.

»Ökolinks« gegen »rechte VeganerInnen«

Jutta Ditfurth teilte 1996 ordentlich aus. Das kann die Autorin, Soziologin und Frankfurter Kommunalpolitikerin der Kleinpartei Ökolinx gut. In ihrem Buch »Entspannt in die Barbarei« rechnete sie in einem Rundumschlag mit »Esoterik-Gurus«, »Öko-FaschistInnen«, »GentechnokratInnen« und »rechten VeganerInnen« ab. Ihrer Meinung nach verbreiteten diese Gruppen rechtsextremes, völkisches, biologistisches und inhumanes Gedankengut. Ditfurth nahm sich ganz besonders den Frischkornbrei-Verfechter Max Otto Bruker vor, mit dem sie auch schon einen Rechtsstreit geführt hatte. Im Buch zitierte sie ein Urteil des Oberlandesgerichts Frankfurt, nach dem Bruker es sich gefallen lassen musste, von Ditfurth »Scharnierstelle zwischen Ökologie- und Naturkostbewegung auf der einen und Neonazi-Szene auf der anderen Seite« genannt zu werden. Der völkische Lebensreformer Walter Sommer, der angeblich von 1924 bis zu seinem Tod 1985 vegan gelebt hatte, kommt bei Ditfurth dagegen nicht vor, er war bei Erscheinen ihres Buchs aber auch schon elf Jahre tot.

Bruker war in der zweiten Hälfte des 20. Jahrhunderts Mitglied in mehreren rechtsgerichteten Vereinigungen oder stand ihnen nahe. Die Internetseite der von Bruker gegründeten »Gesellschaft für Gesundheitsberatung« mit Sitz in Lahnstein im Rhein-Lahn-Kreis wiegelt mit Blick auf diese Verbindungen allerdings Punkt für Punkt ab. Im Einzelnen geht es um den »Weltbund zum Schutz des Lebens«, die Partei Freisoziale Union (FSU), die Wählergemeinschaft Grüne Liste Rheinland-Pfalz, die Bruderschaft Salem – und um eine frühere SA-Mitgliedschaft Brukers.

Nun war Bruker kein Veganer, auch wenn manche heutige Veganer seine Ernährungslehre der »vitalstoffreichen Vollwertkost« weiterhin als Grundlage für ihren persönlichen Veganismus benutzen; sie legen Brukers Lehre also einfach etwas strenger aus. Die linksgerichtete Autorin Ditfurth arbeitete sich aber nicht nur an Bruker ab, sondern kritisierte zum Beispiel auch die Lehren des Dalai Lama und des Führers der Osho-Sekte, Bhagwan. Und sie setzte sich explizit mit veganen Tierrechtsgruppen auseinander. Ihnen warf sie vor, eine »antihumane Position« einzunehmen, indem sie den Speziesismus mit dem Sexismus und dem Rassismus gleichsetzten.

Ditfurth zog den Denkansatz der Diskriminierung aufgrund des Tier-Seins ins Lächerliche, indem sie den Grundsatz auch auf Pflanzen anwandte – also auf das, was Veganer ausschließlich essen. So konnte sie die Veganer selbst des Speziesismus bezichtigen: »VeganerInnen bestreiten aus ihrer borniert menschenzentrierten Sicht (...) das Schmerzempfinden von Pflanzen, während sie Tieren soziale Fähigkeit und sogar Religiosität zusprechen. Sie ignorieren das Schluchzen des geschnittenen Blumenkohls, das Wimmern des gestochenen Spargel, den Schrei der brutal zerhackten Petersilie. Schiere Willkür!«

Ditfurth selbst, die zunächst bei den Grünen aktiv gewesen war, sah nach eigenen Angaben gute Gründe auch für sich selbst, vegetarisch oder weitgehend vegetarisch zu leben. Sie lehnte Massentierhaltung ab und ließ ihre Sympathie für Bio-Höfe und Bio-Metzger erkennen. Aber sie sprach sich in dieser Frage gegen Extremismus aus – zumindest gegen einen, den sie als menschenverachtend geißelte und dem rechten Rand zuordnete.

Insbesondere nannte Ditfurth in ihrer Kritik an den »rechten VeganerInnen« den amerikanischen Autor Peter Singer, dessen Buch »Animal Liberation« von 1975 zu einer Art Bibel für die Tierbefreier geworden war. Auch in Deutschland waren seit den 1970er Jahren viele Tierrechts- und Tierbefreiungsgruppen entstanden. Die meisten hatten eine überschaubare Zahl von Mitgliedern und traten nur lokal oder regional auf. Die 1986 in Frankfurt gegründete Gruppe »Animal Peace« behauptete laut Ditfurth Mitte der 1990er Jahre, mit 20.000 Mitgliedern die größte deutsche Tierrechtsorganisation zu sein.

»Animal Peace« gibt es immer noch. Zuletzt machte der Verein 2015 auf sich aufmerksam. Im Bergischen Land war ein Milchbauer gestorben, nachdem ihn einer seiner Bullen angegriffen hatte. Die radikalen Tierschützer feierten den Bullen daraufhin als »Helden« und nannten den Bauern einen »Sklavenhalter«. Sie schrieben über den Bullen: »Mögen ihm viele weitere Rinder in den Aufstand der Geknechteten folgen.« Der Verein wirbt bis heute auch für den Veganismus, allerdings nur mit einem Link neben vielen anderen auf der Internetseite. Wie gesagt: Das vegane Essen stand und steht bei den Radikalen nicht im Mittelpunkt. Wichtig ist nicht das tägliche Leben, sondern die politische Botschaft.

Die Vorsitzende des Vereins gab 1999 nach einem Bericht der F.A.Z. an, die Mitgliederzahl sei »im Zeitalter von BSE, Schweinepest, Legebatterien und Massentierhaltung« auf 30.000 gestiegen. In einer Broschüre hieß es damals, man kämpfe gegen die »menschliche Anmaßung, sich und seine Art zum Maß aller Dinge zu erklären«. Und auch dort ist von der Analogie des Speziesismus und des Rassismus die Rede. Die Verknüpfung zeigt, wie sehr sich rechts und links vermischen: Wer Speziesismus ablehnt, muss konsequenterweise auch Rassismus ablehnen. Wer aber gegen Rassismus kämpft, gehört normalerweise eher zum linken als zum rechtsextremen politischen Spektrum. Trotzdem witterten Linke wie Ditfurth bei den Öko-Gruppen braunes Gedankengut, historisch und aktuell. Die Trennlinien zwischen rechts und links waren unscharf. Und auch die vielen Gruppen, die Ditfurth insgesamt in die rechte Ecke stellte, hatten zum Teil nur sehr lose etwas miteinander zu tun. Was zumindest die Tierrechtler einte, war eine Radikalität, die nicht vor Gewalt und Gesetzesbruch zurückschreckte.

Punk, vegan und drogenfrei

In den 1980er Jahren entstand außerdem, vor allem in den Vereinigten Staaten, eine vegane Subkultur unter Jugendlichen, die sich einer radikal »sauberen« Lebensweise verschrieben hatten: »Straight Edge«. Dieser Lebensstil ging über die heutige Mode des »Clean Eating« hinaus, das sich auf ein Essen ohne Zusatzstoffe und Gifte beschränkt. Zu Straight Edge, das von der Ostküste kam, gehörte außer Punkmusik, meist der Hardcore-Richtung, ein keusches Leben ohne Alkohol, Zigaretten, Rauschgift und wechselnde Sexualpartner. Manche verzichteten sogar komplett auf Sex. Und eben auch auf Fleisch und andere Tierprodukte. In den ersten Jahren spielte der Veganismus offenbar noch keine Rolle, aber dann brachte die Gruppe Youth of Today 1988 den Titel »No More« heraus, der angeblich dazu führte, dass die Straight-Edge-Szene vegetarisch wurde.

In den Neunzigern radikalisierte sich der Lebensstil der Straight-Edge-Leute zum Veganismus. Fortan war auch von »Vegan Straight Edge« die Rede; es ging dabei darum, das »unschuldige Leben« der Tiere nicht zu verletzen. Politisch gab es bei Straight Edge eine Strömung, die sich als links, und eine, die sich als rechts verstand. Der Trend kam natürlich auch nach Europa, vor allem offenbar nach Holland und Schweden, weniger nach Deutschland. Dort dürften die meisten Mädchen und Jungen in den 1990er Jahren gewusst haben, dass es Leute gab, die in Massentierhaltungsbetriebe einbrachen oder Nerze aus Pelzfarmen »befreiten«. Von Straight Edge hatten dagegen wahrscheinlich die wenigsten schon einmal etwas gehört.

Veganes Festival im Kellerwald

In Bringhausen bei Kassel, hübsch am Kellerwald gelegen, gibt es bis heute ein Seminarhaus, in dem sich die Anhänger der Mazdaznan-Lehre treffen. Zu Mazdaznan gehört eine komplizierte Ernährungsweise, die schon auf Zarathustra zurückgehen soll, den altiranischen Priester, der lange vor Jesus Christus lebte. Nach Europa gebracht hat Mazdaznan Anfang des 20. Jahrhunderts ein Man namens Otto Hanisch, der sich orientalisierend Otoman Zar-Adusht Ha'nish nannte. Viele Lebensreformer interessierten sich für Mazdaznan, anderen war die Lehre zu esoterisch. Zu Mazdaznan gehörte auch eine Lehre von der richtigen Atmung. Beim Essen waren Maßhalten, viel Vollkorn und Fleischverzicht Pflicht. Es gab aufwendige Regeln, welches Lebensmittel mit welchem kombiniert werden durfte. Vor allem aber unterteilte die Lehre die Menschen anhand ihrer Schädelform in verschiedene Ernährungstypen. Im Nationalsozialismus wurde die Bewegung verboten. Ihre Ideologie war zu ausgeprägt, um sich so geschmeidig in die des »Dritten Reichs« einpassen zu lassen wie etwa die Reformhausbewegung.

Obwohl Mazdaznan Milch und Eier erlaubt, fand 1987 im Mazdaznan-Haus in Bringhausen ein internationales veganes Festival statt, das erste in Deutschland und das dritte überhaupt. Zuvor hatten sich Veganer 1981 und 1985 in Dänemark getroffen. Ausrichter war die »Internationale Vegetarier-Union«, die 1908 auf dem Ersten Internationalen Vegetarier-Kongress in Dresden gegründet worden war.

In Bringhausen kamen nach einem Bericht der »International Vegetarian Union« mehr als hundert Erwachsene und zwölf Kinder zusammen, davon allerdings viele mehr wegen des gleichzeitig im Seminargebäude stattfindenden Rohkostkurses als wegen der Veranstaltung selbst. Dem Veganismus strömten die Massen noch nicht zu; heute kommen zu den als »VegFest« abgekürzten veganen Festivals in Großbritannien meist bis zu 15.000 Besucher. Und 20.000

Leute schlenderten Anfang 2016 über die »Veggie World Rhein-Main« in Hofheim am Taunus. Das ist die größte der veganen Veggie-World-Messen, die das Jahr hindurch in acht Städten stattfinden. Im Vergleich etwa zur Internationalen Grünen Woche sind das aber immer noch kleine Zahlen. Zu der Ernährungs- und Landwirtschaftsmesse strömten im selben Jahr 415.000 Besucher nach Berlin.

Bei dem Festival in Bringhausen gab es Vorträge über Rohkost, über einen angeblichen Zusammenhang von Brustkrebs und dem Verzehr von Kuhmilch und darüber, wie man Hautkrankheiten mit veganer Kost heilen könne. Dazu Tipps für die vegane Schwangerschaft und Kindheit. Die Teilnehmer gingen gemeinsam joggen, sangen, tanzten und machten Yoga. Und sie gründeten die Gruppe »Vegans International«, die den Veganismus in aller Welt verbreiten und koordinieren sollte.

Ein eigener Pass für Veganer

Zur Zeit des Festivals war der Vegan Passport noch nicht erfunden. Sonst hätten ihn einige der internationalen Besucher in Bringhausen bestimmt in der Tasche gehabt. Die englische »Vegan Society« gibt den Vegan-Pass seit 1996 heraus; die aktuelle vierte Auflage war Anfang 2016 wegen des Andrangs vergriffen. In 73 Sprachen erläutert der Vegan-Pass, was es bedeutet, sich vegan zu ernähren. Im Ausland können Veganer das Gastwirten oder Gastfamilien einfach in deren Sprache zeigen: »Vegan lebende Menschen essen keine tierischen Lebensmittel, aus Verantwortung gegenüber Mensch, Tier und Umwelt.« Dann listet der Pass auf, was Veganer alles nicht essen: »Wir essen also kein Fleisch (auch kein Hackfleisch, Wurst, Schinken etc.), Geflügel (Hühnchen, Ente etc.), Fisch (auch keine Schalentiere wie Muscheln und Krabben etc.) und andere Lebensmittel tierischer Herkunft wie Milchprodukte (Butter, Käse, Quark, Joghurt etc.), Eier, Schweineschmalz (oder andere tierische Fette) und Honig.« Es folgt die Liste der Dinge, die erlaubt sind: »Wir essen Kartoffeln, Reis, Nudeln (ohne Eier), Erbsen, Bohnen, u. a. Hülsenfrüchte, Gemüse, Tomaten, Obst, Nüsse, Pilze; Brot und Gebäck (ohne tierische Fette hergestellt); Getreideprodukte, Sojaprodukte wie z. B. Tofu etc.«

Dann kommt noch der Hinweis: »Verwenden Sie für Suppen und Soßen bitte Gemüsebrühe (keine Fleisch- bzw. Hühnerbrühe). Zum Braten und Kochen bitte nur reines Pflanzenöl oder reine Pflanzenmargarine benutzen (keine Butter, Schmalz oder andere tierische Fette; Margarine ohne Zusatz von Sauermilch etc.). Wir freuen uns sehr über eine unseren Wünschen entsprechende Mahlzeit.«

Ob das 1987 im ortsansässigen Gasthaus im Kellerwald schon funktioniert hätte? Die Besucher kamen in Bringhausen offenbar auch ohne Pässe gut klar. Der englische Bericht über das Festival lobt nicht nur die warme und freundliche Atmosphäre im Mazdaznan-Haus, sondern auch das »gute Essen«, das den Veganern dort bereitet worden sei.

Das Hühnereiweiß auf der Zutatenliste

Anderswo hatten es Veganer lange schwer, wenn sie sich nicht immer nur von in Öl gebratenem Gemüse und Tofu mit Reis oder Nudeln, Erbsensuppe mit Brühe aus Hefeextrakt und frischem Obst ernähren wollten. Rein pflanzliche Produkte zu kaufen war natürlich jederzeit gut möglich, aber rein pflanzliche und zugleich verarbeitete Produkte zu bekommen war bis nach der Jahrtausendwende eine Herausforderung für Veganer, sogar im Reformhaus. Denn der Markt für vegetarische Produkte war viele Jahrzehnte lang eben genau das: vegetarisch. Und nicht vegan. Die einzige Ausnahme bildete lange der 1994 eröffnete, inzwischen aber nicht mehr bestehende Naturladen »Vegan-Shop« in Frankfurt.

In seinem Aufsatz über den Veganismus stellte Karl Albrecht Höppl 1975 fest, dass die laktovegetabile Kostform in der »Reform-Presse« als selbstverständlich angesehen werde. Das wirke sich auf Nachfrage und Angebot im Reformhaus aus. Die Beobachtung traf auch in den ersten Jahren des neuen Jahrtausends noch eindeutig zu. Da gab es »Vegetarische Bratlinge«, die laut Zutatenliste Tofu, Wasser, Zwiebeln, Sojaeiweiß und ungehärtete pflanzliche Öle enthielten – allesamt rein pflanzlich. Und dann kam an sechster Stelle doch noch das Hühnereiweiß. Für den Hersteller wäre es wahrscheinlich gar nicht so schwierig gewesen, eine Rezeptur ohne tierisches Eiweiß zu finden, die geschmacklich nicht hinter der vegetarischen Variante zurückgeblieben wäre. Aber der Markt dafür war ganz offensichtlich noch nicht da.

Die Rezepte in den Kundenzeitschriften der Reformläden waren durchweg fleischlos, ohne dass das extra thematisiert worden wäre. Manche enthielten aber Gorgonzola, Sahne oder Joghurt. Andere empfohlene Gerichte wären durchaus als vegan durchgegangen, wurden aber nicht so genannt. Genauso war es bei rein pflanzlichen Produkten, auf deren Verpackung heute sicherlich der Schriftzug »Vegan« prangen würde. Da gab es zum Beispiel die Soja-Kost-Fertigmischungen »für Gerichte nach Hackfleisch-Art«, hergestellt von der Traditions-Reformmarke Hensel, deren Sojakraftmehl schon zur Zeit der Weimarer Republik über die Ladentheken der Reformhäuser gegangen war. 2001 empfahl das Unternehmen die Geschmacksrichtungen »India-Mix« und »Italia-Mix«. Sie wurden als »rein pflanzlich« beworben, wobei das Prädikat »rein pflanzlich« gleichwertig neben fünf anderen Vorzügen der Hackfleischersatzmischung stand: »aus nicht genmanipulierten Sojabohnen«, »eiweißreich«, »fertig gewürzt«, »cholesterinfrei« und »fleischfrei«. Das Wort »vegan« tauchte nicht auf.

Bücher einer beliebten Ratgeberreihe, die kurz nach der Jahrtausendwende erschienen sind, heißen etwa »Vegetarische Trennkost«, »Vegetarische Aufläufe«, »Vegetarisch for Beginners« und »Tofu – fantastisch vegetarisch«. Und als das Ersatzprodukt »Tofu wie grüne Bandnudeln« der Marke Vitaquell 2005 den Innovationspreis der Lebensmittelmesse Bio-Fach erhielt, urteilte die Jury: »Eine geschmacklich sehr ausgereifte Alternative für Genießer mit Milch-, Ei- und Glutenunverträglichkeiten.«

Der »Reformhaus-Kurier« brachte im September 2001 aus Anlass seines goldenen Jubiläums eine Sonderausgabe mit dem Titel »50 Jahre Ihr Kurier« heraus. Darin hieß es: »Viele glauben, zum ›guten Leben‹ gehört Fleisch. Aber wer sagt denn, dass Würstchen, Frikadellen, Leberkäse, Schnitzel und andere herzhafte Leckereien immer aus Fleisch sein müssen? Gut leben heißt heute vor allem, sich rundum wohlzufühlen! Grano Vita hat das richtige Angebot dafür!« Wer dagegen 2016 auf die Internetseite des Reformkost-Herstellers ging, dem prangte der Schriftzug entgegen: »Fleischalternativen werden vegan!« Im Text darunter hieß es, eine »Vielzahl« der

Grano-Vita-Produkte sei ei- und milchfrei. Und außer den elf vegetarischen Wurstersatzsorten gab es auch »Vegane Bio Rote Bratwurst«, »Vegane Bio Feine Bratwurst« und »Vegane Bio Wiener«.

Aber da musste sowieso kein Veganer mehr ins Reformhaus gehen. Die Lebensmittelkette Edeka hatte in der Produktlinie »Bio&Vegan« unter anderem Mortadella, Leberkäse, Fleischwurst, Falafel, Soja-Filet-Steak und Salatmayonnaise im Angebot. In Bio-Supermärkten gibt es auch veganen Wein. Wer ihn trinkt, kann sicher sein, dass keine tierischen Stoffe von Fischen, aus Eiern oder Gelatine von Rind und Schwein benutzt wurden, um das Getränk vor dem Abfüllen zu klären, ihm also die natürliche Trübheit zu nehmen. Beim veganen Wein werden dafür Aktivkohle oder Tonminerale genommen.

Manchmal geht der vegane Überschwang der Hersteller sogar so weit, dass auf Lebensmitteln, die aus hundert Prozent Körnern bestehen und somit gar nichts anderes sein können als tierstofffrei, groß »vegan« aufgedruckt ist. Zum Beispiel auf Quinoa-Packungen. Dabei sind die Samen eines südamerikanischen Gänsefußgewächses, auch »Inka-Korn« genannt, so eindeutig pflanzlich, dass eigentlich kein Zweifel bestehen dürfte.

Quinoa wiederum gab es lange vor dem veganen Hype auch schon in den frühen 1990er Jahren im Reformhaus. Manche Mütter setzten es damals ihren wenig begeisterten Kindern vor, weil eine Frauenzeitschrift gerade auf dem Vollkorntrip war. Manchmal gab es in solchen Haushalten auch Buchweizen, Amaranth und Hirse. Das ist jetzt alles »vegan« und wieder sehr gefragt. Nur die Chia-Samen, wie sie einst die Maya anbauten, hatte in der Vollkorn-Euphorie der Neunziger noch niemand so richtig entdeckt. Vielleicht schafften sie es jetzt gerade deshalb als veganes Wundermittel zum absoluten In-Produkt.

Das Verschwinden der Buttermilch

Im Jahr 2000 ernannte der Vegetarierbund zum ersten Mal einen Vegan-Beauftragten. Norbert Moch, der 1996 Veganer geworden war, erinnert sich, dass sein damaliger Posten aber eher ein formales Amt war: Alle Stimmberechtigten, die nicht in der Bundesleitung waren, bekamen als Sonderbeauftragte ein bestimmtes Ressort. In Mochs Fall war es die Aufgabe, das vegane Anliegen voranzubringen. Aber der Veganismus spielte im Vegetarierbund noch keine große Rolle.

Seitdem ist viel passiert: Der Vegetarierbund hat sich veganisiert. Den letzten Schub hat dabei eindeutig die vegane Mode der vergangenen paar Jahre gegeben. Seit einigen Jahren leben nun alle Vorstandsmitglieder des Bundes vegan. Die Vereins-Zeitschrift druckt ausschließlich vegane Rezepte, allerdings ohne ausdrücklich darauf hinzuweisen, dass die Gerichte nicht bloß vegetarisch sind. Betrachtet man die aktuellen Ausgaben, so wird klar: Der Laktovegetarismus ist wirklich tot, zumindest als publizistisch-propagandistisches Konzept. Die Redaktion setzt stattdessen auf Titelthemen wie »Vegane Mode: Kleidung ohne Tier«, »Vegane Mode: Kork ist das neue Leder«, »Vegane Kosmetik: Drogeriemärkte stocken auf«, »Perfekte Kombination: Yoga und vegan«, »Glückliche Beziehungen: Wen lieben Veganer«, »Schule und Kita: Recht auf veganes Essen« und »Vegan trifft Buddha: Thailand, eine Genuss-Reise«. Der Text über »Vegan im Job: Rezepte für unterwegs« wäre auch schon etwas für Reinhold Riedel gewesen, den Veganer der späten 1890er Jahre. Auf den Covern der jüngsten Ausgaben ist es eher die Regel als die Ausnahme, dass das Wort »vegan« in drei Titel-Überschriften vorkommt.

In Wahrheit gibt es allerdings weitaus mehr Vegetarier als Veganer, das Verhältnis dürfte ungefähr acht zu eins betragen. Der Vegetarierbund geht derzeit von 7,8 Millionen Vegetariern und 900.000 Veganern in Deutschland aus. Aber viele Vegetarier und gesundheitsbewusste Fleischesser interessieren sich für das Trend-Thema Veganismus. Den Beginn des Hypes um den Veganismus machen die meisten Beobachter im Jahr 2010 fest. »Ab 2010 ging es bergab mit dem alten Vegetariertum«, sagt ein Veganer-Funktionär, der ursprünglich selbst einmal Vegetarier war. In der Stimme schwingt Triumph mit. Wenn die Schätzungen stimmen, dann hat sich die Zahl der Veganer seit 2010 von 600.000 um ein Drittel auf 900.000 erhöht.

Die Entwicklung im Vegetarierbund hin zum Veganismus hatte aber schon eine ganze Weile vor dem Hype begonnen, zum Beispiel eben mit Norbert Mochs Sonderbeauftragten-Posten. Nirgends zeigt sich diese Entwicklung besser als an der Verpflegung auf den Großveranstaltungen der Vegetarierorganisation. Zum Beispiel bei den Jahrestreffen. In den 1960er Jahren waren sie geprägt von Morgenandachten mit Pastor Skriver – und Buttermilch. Kaum ein Bericht über die Großveranstaltung schweigt darüber, wie erfrischend es war, am Ende eines Ausflugs ein Glas davon zu trinken. Die Buttermilch war offenbar Bundestradition, sie gehörte zur Vegetarier-Identität, schuf Gemeinschaft, stiftete Sinn. Und dann war sie auf einmal weg. Im Archiv des Vegetarierbundes findet sich kein Beschluss, künftig auf sie zu verzichten. Irgendwann ist in den Berichten einfach nicht mehr von ihr die Rede.

Auf der Einladung zur Silvestertagung des Vegetarierbundes 1994/1995 war als Verpflegung noch »Vegetarische Vollwertkost aus

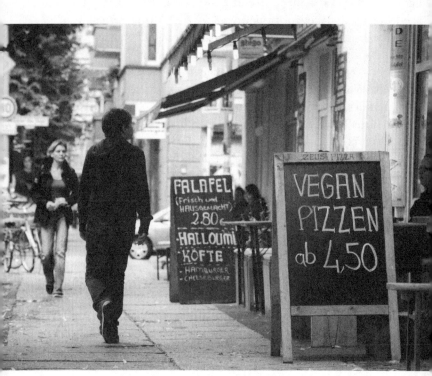

In Berlin gab's 2012 natürlich längst vegane Pizza.

überwiegend biologischem Anbau« angegeben, und die Teilnehmer konnten auf dem Anmeldeformular zwischen »laktovegetabil« und »vegan« wählen. Ein gutes Jahr später reichte Gerhard Haußmann beim Vorstand einen Antrag zur Bundesversammlung 1996 in Oberwesel ein. Er forderte, die Versammlung »möge beschließen, dass bei den folgenden Silvestertagungen des Vegetarier-Bundes Deutschland e.V. ausschließlich reine vegane Kost ohne Milchprodukte gereicht wird«. Dasselbe solle für alle anderen Veranstaltungen des Bundes beschlossen werden.

Haußmann hatte schon 1987 im »Vegetarier« über Vegan-Ernährung geschrieben. Damals nannte er den Milch-Hasser Walter Sommer als leuchtendes Beispiel, weil er angeblich siebzig Jahre ohne tierische Produkte gelebt hatte. In der Frage, ob der Mensch tierisches Eiweiß brauche, stützte sich Haußmann in seinem Artikel auf Max Otto Bruker und antwortete dementsprechend mit einem »klaren ›Nein‹«. Auch in der Begründung seines Verpflegungsantrags von 1996 berief sich Haußmann, der selbst Nazoräer war, auf eine vegane Autorität: Er zitierte Skrivers Satz von der weißen Milch, an der rotes Blut klebe. Außerdem verwies er auf die Käseherstellung mit Kalbslab und die Tatsache, dass es inzwischen viele pflanzliche Milch-Ersatzprodukte gebe. Das Argument, man müsse auf Neulinge Rücksicht nehmen, die »noch nicht so weit sind«, ließ Haußmann nicht gelten: »Mit gleicher Logik müssten dann auch Fleischprodukte angeboten werden, da es immer wieder Teilnehmer gibt, die zwar der vegetarischen Lebensweise Verständnis entgegenbringen, sich selbst aber noch nicht dazu durchringen konnten.«

Der Vorstand antwortete mit dem Vorschlag, den Antrag zurückzuziehen. »Wenn wir diesen Antrag öffentlich diskutieren, dokumentieren wir uns als einen reinen Vegan-Verein. Nach den Umfragen leben etwa 8 – 10 % der Vegetarier vegan. Bitte rechne selbst, was dabei herauskommen könnte.« Der »elegantere Weg« sei, bei Veranstaltungen einfach ohne besondere Ankündigung vorwiegend veganes oder ausschließlich veganes Essen anzubieten, was auch schon geschehen sei. Haußmann ließ sich aber nicht beirren: Eine Diskussion über Vegankost sei dringend erforderlich. »Die Zeit ist reif dafür. Die Probleme der Tierhaltung und -ausbeutung erdrücken uns mehr und mehr. In erster Linie unter Vegetariern sollte man darüber sprechen dürfen.« In Oberwesel gab es dann tatsächlich eine Diskussion über den Antrag. Anschließend zog Haußmann den zweiten Punkt zurück, also die vegane Verpflegung bei allen Veranstaltungen. Der Antrag zur ausschließlich veganen Kost auf Silvestertagungen bekam zehn Ja-Stimmen, 36 Gegenstimmen und fünf Enthaltungen. Die Verpflegung blieb in den folgenden Jahren vegetarisch oder vegan – je nach Wahl. Bis zur Jahreswende 2009/2010. Bei dieser Silvestertagung gab es dann auf einmal durchweg »vegane Vollverpflegung«. Ohne Diskussion, ohne besondere Ankündigung: Es stand einfach so im Einladungstext.

Auch andere Veranstaltungen des Vegetarierbundes sind in den vergangenen Jahren vegan geworden. Der Veggie Street Day, ein seit 2006 vom Vegetarierbund organisiertes Straßenfest, heißt jetzt Vegan Street Day. 2010 ist außerdem die »Vegane Gesellschaft« entstanden, deren Organisatoren ursprünglich im Vegetarierbund aktiv waren. Anfangs war man von der Konkurrenz nicht begeistert, zumal die neu organisierten Veganer auf der Veggie World, der ursprünglich ebenfalls vegetarischen Messe, gegen den Laktovegetarismus protestierten und Vegenismus-Transparente schwenkten. Inzwischen herrscht aber Frieden zwischen den Organisationen, von denen der Vegetarierbund nach wie vor die weitaus größere ist.

Im Jahr 2012 entstand außerdem ein »Bund für Vegane Lebensweise«. Aus seiner Selbstbeschreibung geht hervor, dass die wenigsten Veganer dazu neigen, in einen veganen Verein einzutreten. Der Bund ritt vielmehr auf der veganen Welle und sah sich als »Teil einer großartigen Bewegung, deren Zeit gekommen ist, an die wir uns anschließen und der wir einen Handlungsrahmen schaffen wollen«. Ziel sei, »die vegane Lebensweise in allen Aspekten (Ethik, Umwelt, Gesundheit) bekannt zu machen und zu fördern«. Das allerdings geschah und geschieht auch ohne institutionelle Begleitung. Fast scheint es, als wären die Organisationen selbst von der Wucht des neuen Veganismus überrumpelt worden.

Sebastian Joy, der Geschäftsführer des Vegetarierbundes, schuf im Sommer 2015 in einer Kolumne des Mitglieder-Magazins etwas Klarheit. Ihm gehe es nicht um einen festen Standpunkt auf der Skala zwischen omnivor, also alles essend, und »supervegan«. Sondern um eine »Entwicklungsrichtung« hin zu »einer tierfreundlicheren, nachhaltigeren, gesünderen und die Bewegung unterstützenden Lebensweise«. Joy fasste zusammen: »Vegan ist unser Ziel, supervegan überlassen wir anderen.«

Die strengen Vegetarier der Frühzeit hatten das ähnlich gesehen. Ihr Ziel war immer eine Gesellschaft aus Pflanzenköstlern gewesen, eine Gemeinschaft ohne Tierzucht und Grausamkeit. Gleichzeitig forderten diese Veganer, die das Wort Veganismus noch nicht kannten, von sich selbst und anderen immer nur das Machbare. Den reinen Veganismus überließen sie künftigen Generationen. Wie es scheint, sind diese bisher aber noch nicht geboren. Chia-Samen, Haferdrink und Soja-Leberkäse bilden nach wie vor einen Nischenmarkt. Und wer ein veganes Kochbuch kauft, wird davon noch lange nicht zum Veganer.

Der Hype

Wer aber nach veganen Ernährungsregeln kocht oder auch nur in den schön gemachten Büchern liest, kann sich vitaler, gesünder, jünger und reiner fühlen – wie einst die strengen Vegetarier der Jahrhundertwende. Und das Beste: Jeder hat es selbst in der Hand. Justus Oscar Peterson, der Erfinder des Reformkochers, hatte 1894 geschrieben: »Die Küche ist die Apotheke.« Der Veganer Marc Pierschel, Autor eines der ersten Vegan-Bücher der neuen Welle, drückte es 2011 so aus: »Die Zukunft beginnt auf deinem Teller!« Er berichtete damals, die häufigste Reaktion des Umfelds auf seinen Veganismus sei: »Was kannst du denn dann überhaupt noch essen?« Die Frage dürfte Veganern inzwischen seltener gestellt werden, denn über das Stadium des Staunens über die Exoten sind viele Deutsche inzwischen hinaus. Obwohl strenge Veganer nach wie vor Exoten sind.

Ihre Vorstellungen werden aber inzwischen mehr akzeptiert als noch vor einigen Jahren. Das hat auch mit den Berichten über Gammelfleisch, Dioxin in Eiern, Schweinepest, Maul- und Klauenseuche und Vogelgrippe zu tun. Lebensmittelskandale dienen manchmal auch als Erklärungsmuster für den Erfolg des Veganismus. Aber das greift zu kurz, zumal viele der Skandale schon vor 2010 aufkamen und eher Fleisch als Milch und Eier betrafen. Allein mit der Angst,

Lebensmittel aus fragwürdiger Tierhaltung zu essen, lässt sich der Hype nicht erklären. Es spielt nicht nur das Sich-Abwenden von bestimmten Lebensmitteln eine Rolle, sondern mindestens genauso sehr eine allgemeine Hinwendung zum Essen. Das war schon immer mehr als reine Nahrungsaufnahme, es hatte, seit es Menschen gibt, auch eine soziale Funktion und half dabei, sich von anderen abzugrenzen.

In den vergangenen Jahren kommt ein besonderes Interesse einer gebildeten, urbanen Schicht an gesunder Ernährung hinzu, die gleichzeitig Genuss, ein langes Leben und Erfolg verspricht – gesund ist in diesen Kreisen das neue »dünn« und das neue »sexy«. Jede Ernährungsweise, die Regeln befolgt, bietet außerdem eine Struktur im Alltag. Das ist nicht nur beim Veganismus so. Für andere haben die Steinzeitdiät, die Low-Carb-Ernährung mit wenig Kohlenhydraten oder das Intervallfasten dieselbe Funktion.

Essen ist eine Ersatzreligion, die mit und ohne Götter und mit und ohne Gemeinde funktioniert. Wer will, kann sich passende Propheten suchen und deren Schriften lesen. Wer möchte, kann seine Erfahrungen mit anderen teilen, heute eher im Sozialen Netzwerk als bei der Abendveranstaltung des Vegetarier-Vereins. Apps schlagen Ernährungs-Challenges vor; wer möchte, kann seinen Speiseplan an Freunde verschicken oder die Erfolge anderer kommentieren. Wer das alles nicht will, lebt einfach für sich selbst vegan. Und fühlt sich damit vielleicht noch viel besser und besonderer als alle, die einen Guru oder einen Kreis von Gleichgesinnten gefunden haben.

Der populäre Veganismus ist ein Versprechen: Wer so lebt, sagen seine Propheten, verbessert die Blutwerte, fühlt sich wacher und voller Energie, erreicht eine neue Stufe des Daseins und des Bewusstseins. Trotzdem brechen die neuen veganen Gurus nicht mit den narrativen Mustern ihrer Vorgänger. Wie so viele Gemüseheilige vor ihm, beschreibt auch Attila Hildmann, der inzwischen mehr als eine Million Vegan-Bücher verkauft hat, sein Erweckungserlebnis und seinen Wandel vom Moppel zum Muskelprotz: Als der Vater an einem Schlaganfall starb, ließ der Sohn seine Blutwerte untersuchen. Er hatte zu viel Cholesterin und strich zunächst das Fleisch. Der Cholesterinspiegel blieb hoch, was Hildmann damit erklärt, dass er jetzt deutlich mehr Milchprodukte zu sich nahm. Erst als Veganer kam er zu seiner Form; seitdem predigt er diesen Lebensstil in seinen Büchern und auf Facebook.

Der heutige Veganismus funktioniert zwar auch über Verbote, suggeriert aber Genuss statt Verzicht. Da gibt es Zutaten aus fernen Weltgegenden, in denen die Menschen, das schwingt immer mit, aufgrund ihrer natürlichen Lebensweise traditionell steinalt werden. So sprachen einst die Vegetarier über die »Naturvölker« und die Lebensreformer über das Himalaya-Volk der Hunza. Quinoa, Goji-Beeren, Matcha-Grüntee, Mandelmilch und Chia-Samen werden heute am liebsten mit Roter Bete aus der Region und Schokolade aus der heimischen Manufaktur kombiniert. Das bringt auch das schlechte Gewissen wegen der vielen Flugmeilen der exotischen Zutaten wieder zum Schweigen.

Gleichzeitig schenken die Verbote Sicherheit. Wer vegan lebt, weiß, was er darf, weil er weiß, was er nicht darf. Das verhilft zu Kontrolle im Wust der widersprüchlichen Ernährungsempfehlungen. Auch andere aktuelle Ernährungsformen funktionieren so. Paläo-Jünger verzichten auf die in der Steinzeit unbekannten Kulturprodukte Milch und Weizen, und No-Carb-Verfechter nehmen gar keine Kohlenhydrate zu sich. In einer Zeit, in der Lebensmittel immer mehr etikettiert, mit Siegeln versehen und mit Nährwerttabellen gekennzeichnet werden, ist veganes Leben zunächst eine Herausforderung und dann aber auch eine Chance.

Einkaufen geschieht nicht mehr nach dem Lustprinzip oder dem handschriftlichen Zettel mit den Sachen, die im Kühlschrank und der Speisekammer fehlen oder für ein gemütliches Wochenende gebraucht werden. Sondern anfangs mit dem Studium der Aufdrucke auf den Verpackungen, vielleicht auch unter Zuhilfenahme des Smartphones, denn hinter den QR-Codes auf vielen Lebensmitteln sind noch mehr Informationen hinterlegt. Wer sich aber erst einmal zurechtgefunden hat, kann sich an der angenehm geschrumpften Zahl der Produkte durchaus erfreuen, die überhaupt für Veganer in Frage kommen. Wer weiß, wo der vegane Wein steht, braucht ihn nicht mehr zu suchen.

Es sei denn, man bestellt sowieso alles im Internet. Denn auch dort ist in den vergangenen Jahren ein umfangreicher Handel entstanden. Schon seit langem bietet der Vegetarierbund sogenannte Bezugsquellenlisten mit veganen Produkten an. Inzwischen gibt es etliche Anbieter, die sich auf vegane Lebensmittel spezialisiert haben.

Wie der strenge Vegetarismus bei dem geschäftsreisenden Rohköstler Reinhold Riedel stiftet auch der Veganismus Sinn. Wer vegan lebt oder ab und zu vegan essen geht, einkauft oder kocht, tut etwas für seine Gesundheit. Er lebt bewusst. Er liegt im Trend. Das Internetportal »Das Telefonbuch« verzeichnete im Sommer 2016 in Berlin 277 Restaurants mit veganem Angebot, in Hamburg 76 und in München 74. Die Supermarktkette »Veganz« hat inzwischen drei Filialen in Berlin, außerdem welche in Essen, Frankfurt, Hamburg, Leipzig, München, Wien und Prag. Die Hochburgen des Veganismus sind die Großstädte, wie sie schon zu Reinhold Riedels Zeiten die Hochburgen des Vegetarismus waren. Im März 2014 gab es im Bord-Bistro der Deutschen Bahn das erste vegane Gericht. Seit Juli 2014 führt die Kaffee-Kette Starbucks ein veganes Ciabatta im Sortiment, das Speiseeis von Ben & Jerry's gibt es ebenfalls seit ein paar Jahren auch rein pflanzlich. Vegan ist sogar in der Tattooszene Trend, dabei werden Farben ohne tierisches Glycerin, Schellack oder Knochenkohle verwendet.

Wer vegan lebt, hilft, die Welt zu retten. Schon August Aderholdt, der in den 1880er Jahren in Frankfurt viele Vorträge über das Pflanzenessertum hielt, sah sich und seinesgleichen als besonnene Weltverbesserer – und zwar in gesundheitlicher, therapeutischer, ökonomischer, sozialer, moralischer und pädagogischer Hinsicht. Die frühen Vegetarier, vor allem die strengen, die vegan lebten, gingen davon aus, dass eine vegane Welt kommen werde, eine »Menschheits-Erlösung herbeiführende ideal- und naturgerechte Lebensordnung«. Das war ihr Ziel: möglichst viele dazu zu bringen, selbst auf tierisches Essen zu verzichten. Dabei dachten sie nicht nur an die Gesundheit und das Gewissen der Einzelnen, sondern auch an den Volkskörper, der ihrer Ansicht nach ebenfalls genesen würde. Und an die Volkswirtschaft, die sie auf Pflanzenbasis sanieren wollten, sowie an die Gesellschaft, die friedlicher würde und gerechter. Sie datierten ihre Utopie zuweilen auf das Jahr 2000.

Doch auch in den 2010er Jahren arbeiten die Veganer noch an der Weltrettung. Oft ist sie nur als schöner Nebeneffekt der Tatsache gedacht, dass sich immer mehr Menschen dafür begeistern, vegan zu leben. Auch diese Sichtweise hat sich seit Reinhold Riedels Zeiten nicht geändert. Der Gründer der Supermarktkette Veganz hat 2014 eine Autobiografie geschrieben. Ein Abschnitt darin erinnert stark an die früheren Gemüseheiligen: »Sie müssen nicht von heute auf morgen Ihr Leben komplett umkrempeln und auf alles verzichten, was Sie häufig und gerne zu sich nehmen. Es reicht vollkommen, wenn Sie sich langsam von Ihrer gewohnten Ernährung verabschieden.« Und Veganer werden. »Dann werden Sie körperliche Zustände erreichen, von denen Sie nicht zu träumen wagten. Das kann ich Ihnen garantieren. Sie werden sich fühlen, als wären Sie ein Olympionike.« Und dann folgt ein Satz, der in den Texten der frühen Gemüseheiligen ebenfalls oft zu finden war: »Wir stehen an der Schwelle zu einer neuen Zeit.«

Dank

Die Autorin dankt Hildegund Scholvien für wertvolle Hinweise zum Veganismus seit den 1950er Jahren, Robert Schurmann für solche zur Eden-Siedlung in Oranienburg und Norbert Moch für Informationen zur veganen Lebensweise und zum Vegetarierbund.

Schreibweise

Historische Schreibweisen in Zitaten sind der heutigen Rechtschreibung angepasst. Das gilt besonders für etliche »daß«, die in »dass« verwandelt worden sind.

Auswahlbibliographie

Das Buch fußt auf zahlreichen Quellen, Fach- und Sachbüchern zu Veganismus, Ernährung und Lebensreform. Nachfolgend ist eine Auswahl von Werken zitiert, aus denen wichtige Informationen zur Geschichte des Veganismus stammen.

Bücher, Aufsätze und Artikel

Abel, Sofie, Fleischlose Ernährung – gekocht und ungekocht – nach neuzeitlichen Gesichtspunkten. Stuttgart 1930.

Aderholdt, August, Die naturgemäße Lebensweise (Vegetarianismus) in gesundheitlicher, therapeutischer, ökonomischer, socialer, moralischer und pädagogischer Beziehung. Vier Vorträge gehalten zu Frankfurt am Main. Frankfurt am Main 1884.

Aderholdt, August, Neues Leben. Lieder eines Vegetarianers. Rudolstadt in Thüringen 1882.

Albu, Albert, Die vegetarische Diät. Kritik ihrer Anwendung für Gesunde und Kranke. 1902.

Altpeter, Werner (Hrsg.), Jahrbuch der Deutschen Lebensreform 1938. Dresden/Planegg bei München 1938.

Altpeter, Werner (Hrsg.), Jahrbuch der Deutschen Lebensreform 1939. Dresden/Planegg bei München 1939.

Altpeter, Werner, Zur Geschichte der Lebensreform. Bad Homburg/Berlin/Hamburg 1964.

Altpeter, Werner/Gregor, Hans, Die neue Ernährungslehre. Frankfurt am Main 1930.

Andries, Peter, Der Vegetarismus und die Einwände seiner Gegner. Leipzig 1893.

Balzli, Hans, Schlemme ohne Fleisch! Das Essen als Genusspflege und Gesundheitsdienst. Theoretische und praktische Beiträge. Stuttgart 1930/1932.

Barlösius, Eva, Naturgemäße Lebensführung. Zur Geschichte der Lebensreform um die Jahrhundertwende. Frankfurt am Main 1997.

Barlösius, Eva, Soziologie des Essens. Eine sozial- und kulturwissenschaftliche Einführung in die Ernährungsforschung. 2. Aufl. Weinheim 2011.

Bartes, Karl, Die Obstbausiedelung Eden: eingetragene Genossenschaft mbH in Oranienburg in den ersten 25 Jahren ihres Bestehens. Oranienburg-Eden 1920.

Bauernfeind, E. Heinrich, Der Natürlichkeit letzter Schluss! 3. Aufl. Weidenbach-Triesdorf 1906.

Bebel, August, Die Frau und der Sozialismus. 25. Aufl. Stuttgart 1895 (zuerst 1879). Abgerufen über http://gutenberg.spiegel.de.

Berliner, Max, Kritische Bemerkungen zur Rohkostfrage. Aufsatz von 1933, unbekannter Erscheinungsort.

Bertram, Ferdinand, Grundlagen der neuzeitlichen Ernährung des deutschen Menschen. Ein Leitfaden für Studierende und Ärzte. Leipzig 1939.

Boyle, T. Coraghessan, The Road to Wellville. London 1998 (zuerst 1981).

Bredack, Jan, Vegan für alle. Warum wir richtig leben sollten. München 2014.

Brockhaus' Konversations-Lexikon. Neue revidierte Jubiläums-Ausgabe. Leipzig/Berlin/Wien 1901–1907.

Bruker, Max Otto, Unsere Nahrung – unser Schicksal. 11. Aufl. Hopferau 1982.

Buerdorff, Benno, Der Weg zum Glück. Leipzig 1900.

Bundesministerium für Ernährung und Landwirtschaft, Aufgetischt! Wegweiser für Ernährung, Einkauf & Lebensmittel. Berlin 2015.

Clements, Kath, Vegan. Über Ethik in der Ernährung & die Notwendigkeit eines Wandels. 6. Aufl. Göttingen 2008 (zuerst engl. 1985).

Ditfurth, Jutta, Entspannt in die Barbarei. Esoterik, (Öko-)Faschismus und Biozentrismus. Hamburg 1996.

Duve, Karen, Anständig essen. Ein Selbstversuch. 5. Aufl. Juli 2012 (zuerst 2011).

Ebert, Clara, Die Küche der Zukunft auf fleischloser Grundlage. Dresden 1927.

Foer, Jonathan Safran, Tiere essen. 4. Aufl. Frankfurt am Main 2014 (engl. 2009).

Fritzen, Florentine, »Unsere Grundsätze marschieren«. Die deutsche Naturheilbewegung im Ersten Weltkrieg: Die Krise einer Institution des Wissens 1914–1920, in: Carsten Kretschmann/Henning Pahl/Peter Scholz (Hrsg.), Wissen in der Krise. Institutionen des Wissens im gesellschaftlichen Wandel. Berlin 2004, S. 157–176.

Fritzen, Florentine, Gesünder leben. Die Lebensreformbewegung im zwanzigsten Jahrhundert. Stuttgart 2006.

Gollwitzer, Helmut, Aufrüttler und Außenseiter. Ein Christ, der seinen Eigenheiten zum Trotz ernst genommen werden sollte, in: Die Zeit vom 20. April 1962.

Gregor, Hans, Leitfaden zur Reform-Haushaltung. Frankfurt am Main o. J. (um 1930).

Härtel, Gerhard, Wirken und Streben der Arbeitsgemeinschaft DDR-Vegetarierfreunde, in: Georg Herrmann (Hrsg.), Hausbuch der Lebenserneuerung. Lebensschönheit – Naturverbundenheit – Reinheit und Ordnung. Obersontheim 1977, S. 120–123.

Haußmann, Gerhard, Vegan-Ernährung, in: Der Vegetarier, Nr. 5/1987.

Hofmann, Ida, Vegetabilismus! Vegetarismus! Blätter zur Verbreitung vegetarischer Lebensweise. Monte Verità bei Ascona/Bellinzona 1905.

Höppl, Karl Albrecht, Es geht um die gehörnte Amme (Weiteres zum Milchproblem), in: Der Vegetarier, Nr. 2 und 3/1978.

Höppl, Karl Albrecht, Laktovegetarismus als Endstation der Ernährungsreform?, in: Der Vegetarier, Nr. 3, 4 und 5/1975.

Höppl, Karl Albrecht, Ohne Schlachthaus keine Butter (Eine Ernährungsfrage und ihr Hintergrund), in: Der Vegetarier, Nr. 4/1985.

Just, Adolf, Kehrt zur Natur zurück! Die wahre naturgemässe Heil- und Lebensweise und das rechte Seelenheil. Das wiedergefundene Paradies. 2 Bde. 4. Aufl. Stapelburg/Harz 1900–1901 (zuerst 1896).

Just, Rudolf, Das Geheimnis der Gesundheit (1931), in: ders., Vom Segen eines einfachen Lebens. Jungborn im Harz 1938.

Kafka, Franz, Tagebücher 1910–1923. Hrsg. von Max Brod. Frankfurt am Main 1986.

Kerbs, Diethart/Reulecke, Jürgen (Hrsg.), Handbuch der deutschen Reformbewegungen 1880–1933. Wuppertal 1998.

Koeder, Christian, Veganismus. Für die Befreiung der Tiere. Ellwangen 2014.

Kuhn, Gabriel, Straight Edge. Geschichte und Politik einer Bewegung. Münster 2010.

Kunert, A., Unsere heutige falsche Ernährung als letzte Ursache für die zunehmende Zahnverderbnis und die im ganzen schlechte Entwicklung unserer Jugend. 3. Aufl. Breslau 1913.

Leitzmann, Claus, Vegetarismus. Grundlagen, Vorteile, Risiken. München 2001.

Lendle, Gabriele/Henrich, Ernst Walter, Ab jetzt vegan! Über 140 Rezepte. Gesund essen ohne tierische Produkte. Stuttgart 2012.

Mancuso, Stefano/Viola, Alessandra, Die Intelligenz der Pflanzen. München 2015.

Markus, Ramón, Warum kein Fleisch, kein Fisch, kein Ei? Zusammengestellt und herausgegeben von Ramón Markus, Berlin 1983.

Melzer, Jörg, Vollwerternährung. Diätetik, Naturheilkunde, Nationalsozialismus, sozialer Anspruch. Stuttgart 2003.

Merta, Sabine, Wege und Irrwege zum modernen Schlankheitskult. Diätkost und Körperkultur als Suche nach neuen Lebensstilformen 1880–1930. Stuttgart 2003.

Monsky, Max, Zur Ernährungs- und Gesundheitsfrage. Vier Jahrzehnte eigener Erfahrungen mit naturgemäßer Lebensweise. Hellerau 1940.

Mühsam, Erich, Ascona. Vereinigte Texte aus den Jahren 1905, 1930 und 1931. Zürich 1979.

Peterson, Justus Oscar, Die Küche der Zukunft. Grundgesetzliches für Kochpraxis und Lebensmittellehre. Lichtenthal bei Baden-Baden 1894.

Picker, Henry, Hitlers Tischgespräche im Führerhauptquartier. 2. Aufl. Stuttgart 1981 (zuerst 1979).

Proctor, Robert N., Blitzkrieg gegen den Krebs. Gesundheit und Propaganda im Dritten Reich. Stuttgart 2002 (engl. 1999).

Riedel, Reinhold, Diätetisch-soziale Streifzüge, in: Vegetarische Warte 1903.

Roger, George D., Interview with Donald Watson on Sunday 15 December 2002. Abgerufen über www.vegansociety.com.

Schlickeysen, Gustav, Blut oder Frucht. Die Erlösung des Menschen und seine Versöhnung mit sich, Natur und Gott durch neues Leben, neue Religion und neue Ideale; in neuer Poesie. 2. Aufl. Freiburg 1921.

Schüder, Käthe, Vegan-Ernährung. 3. Aufl. Bad Homburg 1980.

Schüder, Käthe, Vegan-Ernährung. Bad Homburg 1962.

Schwantje, Magnus, Hat der Mensch das Recht Fleisch zu essen? 2. Aufl. Dresden 1925.

Skriver, Carl Anders, Der Verrat der Kirchen an den Tieren. München 1967.

Skriver, Carl Anders, Die Regel der Nazoräer im zwanzigsten Jahrhundert. Berlin-Dahlem 1960.

Sommer, Walter, Das Urgesetz der natürlichen Ernährung, 2. Aufl. Ahrensburg in Holstein 1958.

Stark, Florian, Wie der Steckrübenwinter zum Trauma wurde, Artikel vom 11. Februar 2014. Abgerufen über www.welt.de.

Stenographische Berichte über die Verhandlungen des Preußischen Hauses der Abgeordneten. 22. Legislaturperiode, III. Session, 1916/17, 4. Bd., 60.-76. Sitzung (17. Februar bis 18. März 1917), Berlin 1917.

Stohn, Daniela, »Vegan ist riskant«, Interview mit DGE-Präsident und Ernährungswissenschaftler Helmut Heseker, in: Brigitte vom 17. Februar 2016.

Struve, Gustav, Pflanzenkost. Die Grundlage einer neuen Weltanschauung. Freiburg 1928 (zuerst 1869).

Sturm, Vilma, Anklage in falschen Tönen. Carl Anders Skrivers »Der Verrat der Kirchen an den Tieren«, in: Frankfurter Allgemeine Zeitung vom 26. November 1968.

The Vegan Society, Ripened by human determination. The Vegan Society 70th Anniversary. Abgerufen über www.vegansociety.com.

Tromsdorff, A., Der Tageslauf des Lebensreformers. Was jeder von der deutschen Lebenserneuerungs-Bewegung wissen muß. Ein praktischer Wegweiser zu naturgemäßer Körper- und Geisteskultur. 3. Aufl. Pfullingen in Württemberg o. J. (ca. 1930).

Wendelmuth, Gerta, Ernährungsformen – Rezepte und Erfahrungen mit Haig, Gerson, Sauerbruch, von Noorden, Ragnar Berg, Hermannsdorfer, Bircher-Benner und anderen modernen Kostformen. Stuttgart 1928.

Bestände des Bundesarchivs Berlin

R 13/XXX/83
  Wirtschaftsgruppe Gemeinschaftseinkauf, Notiz der Gauwirtschaftskammer Berlin vom 10. Juni 1944 (Anforderung eines Sachverständigen zur Begutachtung eines Kriegsschadens in der Neuform).
R 58/6235
  Reichssicherheitshauptamt, Bericht des V-Manns 80 217 vom 27. Juni 1935, Notiz an V-Mann 80 217 vom 3. Juli 1935, Notiz des Reichssicherheitshauptamts vom 3. Juli 1935.

Eden-Archiv Oranienburg

Ordner »Reformwarenwirtschaft« und »Vegetarismus«

Archiv des Vegetarierbundes Deutschland

Niederschrift über die Zweite Arbeitstagung der Vegetarier-Union (VU)
  Deutschland vom 17. Oktober 1946 (maschinenschriftlich, 5 Seiten)
Antrag von Gerhard Haußmann vom 27. Oktober 1996 zur Bundesversammlung des Vegetarierbundes 1996 im Jugendgästehaus Oberwesel
Antwort des Vorstandes vom 17. Dezember 1996 auf den Antrag von Gerhard Haußmann
Antwortschreiben von Gerhard Haußmann vom 3. Dezember 1996
Tagesordnung der Bundesversammlung des Vegetarierbundes 1996 in Oberwesel
Protokoll der Mitgliederversammlung des Vegetarierbundes vom 24. September 2000 in Hamburg
Vegan Passport, 1. Auflage 1996

Zeitschriften

Das Reformhaus, Jg. 1926–1930
Der Mensch, Jg. 1904–1905
Der Naturarzt, Jg. 1914–1918
Der Reformwarenfachmann, Jg. 1940
Der Vegetarier, Jg. 1966, 1975, 1978, 1985, 1987, 1988, 1992, 1994
Eden-Monatsschrift mit Bildern, Jg. 1932
Natürlich vegetarisch, Jg. 2008, 2009, 2015, 2016
Neuform-Rundschau, Jg. 1931
Reform-Rundschau, Jg. 1952, 1957, 1962
Reformhaus-Kurier, Jg. 2001, 2005
The Vegan News, November 1944
Vebu-Magazin, Jg. 2016
Vegetarische Presse, Jg. 1929–1941
Vegetarische Rundschau, Jg. 1890
Vegetarische Warte, Jg. 1899–1932
Vereins-Blatt für Freunde der natürlichen Lebensweise (Vegetarianer), Jg. 1884–1885
Wandmaker Aktuell. Das Rohkostmagazin, November/Dezember 2009

Internetseiten

www.akademie-gesundes-leben.de
www.animal-peace.org
www.attilahildmann.de
www.dastelefonbuch.de/Themen/Vegan
www.dr-bruker.de
www.eden-eg.de
www.fitforfun.de
www.gnuev.de
www.helmut-wandmaker.de
www.ivu.org
www.kelloggs.de
www.peta.de
www.rama.de
www.reformhaus.de
www.vebu.de
www.vegane-gesellschaft.org
www.vegane-lebensweise.org
www.vegansociety.com
www.veggieworld.de

Abbildungsverzeichnis

Seite 41
  Anzeige für Dr. J. H. Kellogg's Nährmittel, produziert von der Nährmittelfabrik des Deutschen Vereins für Gesundheitspflege (1904)
  Aus: Vegetarische Warte vom 23. Juni 1904, Jg. 37, Nr. 12

Seite 65
  Werbung für Eden-Fruchtsäfte (1908)
  Aus: Edener Mitteilungen, Mai 1908

Seite 73
  Anzeige für Palmin (1901)
  Aus: Vegetarische Warte vom 8. Januar 1901, Jg. 34, Nr. 1, S. 19

Seite 82
  Titelblatt der Zeitschrift „Das Reformhaus", Ausgabe 6/1930
  Aus: Das Reformhaus. Monatsschrift für gesunde Lebensführung, 1930, Jg. 5, Nr. 6

Seite 85
  Frühstücksempfehlung (1930)
  Aus: Das Reformhaus. Monatsschrift für gesunde Lebensführung, 1930, Jg. 5, Nr. 6

Abbildungsverzeichnis

Seite 89
 Anzeige „Wir brauchen kein Tierfleisch, kein Tierfett"
 für Edener Produkte (1931)
 Aus: Neuform-Rundschau. Monatsschrift für biologische Lebensführung
 und Volksernährung, 1931, Jg. 6/Februar

Seite 97
 Rezept für Bratkartoffeln (1940)
 Aus: Reform-Rundschau, Februar 1940

Seite 101
 Donald Watson, Erfinder des Wortes „Vegan"
 © Vegan Society

Seite 112
 Anzeige für vegetarische Wurst (1957)
 Aus: Reform-Rundschau, Januar 1957

Seite 115
 Anzeige für Phag-Schnitten (1962)
 Aus: Reform-Rundschau, Februar 1962

Seite 117
 Carl Anders Skriver (ca. 1975)
 © Michael Skriver

Seite 123
 Carl Anders Skriver (ca. 1965)
 © Michael Skriver

Seite 153
 „Meatout" vor dem Brandenburger Tor
 Zwei Aktivisten in Kuhkostümen des Tierrechtsbündnisses „Berlin-Vegan"
 stehen am Donnerstag (18.03.2010) auf dem Pariser Platz vor dem
 Brandenburger Tor in Berlin. Mit der Aktion des Tierrechtsbündnisses
 „Berlin-Vegan" wird für eine tier- und umweltfreundliche Lebensweise
 geworben. Foto: Robert Schlesinger
 © dpa, picture alliance, Bild-Nr. 18026118

Abbildungsverzeichnis 183

Seite 164
 Berlin – Schnellimbiss
 Werbung des Bistro Zeus für vegane Pizzen in der Boxhagener Straße
 im Simon-Dach-Viertel in Berlin Friedrichshain, fotografiert am 12.07.2012.
 Foto: Jens Kalaene
 ©dpa, picture alliance, Bild-Nr. 32715365

"Nur wenn die Erderwärmung schnell und dauerhaft gestoppt wird, werden wir unserer Verantwortung gerecht, national und international." Dr. Frank-Walter Steinmeier

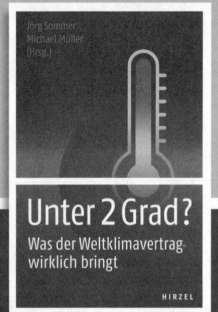

Im Dezember 2015 wurde in Paris Geschichte geschrieben: Die Weltklimakonferenz einigte sich auf das erste Klimaschutzabkommen, das alle Länder in die Pflicht nimmt. Damit bekennt sich die Weltgemeinschaft völkerrechtlich verbindlich zum Ziel, die Erderwärmung auf unter zwei Grad zu begrenzen. Doch was ist dieses Paris-Abkommen wert? Wo liegen seine Stärken, welche Herausforderungen kommen auf die Weltgemeinschaft zu? Welche Risiken birgt es? Was muss jetzt politisch folgen?
Expertinnen und Experten aus Wissenschaft, Politik, Medien und NGOs analysieren in diesem Buch Hintergründe, Inhalte und Konsequenzen des neuen Weltklimavertrages.

Jörg Sommer, Michael Müller (Hrsg.)
Unter 2 Grad?
Was der Weltklimavertrag wirklich bringt
320 Seiten. 16 Abbildungen, 1 Tabelle
Kartoniert
ISBN 978-3-7776-2570-6
E-Book: PDF
ISBN 978-3-7776-2573-7

Die Website zum
www.unter2grad

Mit Beiträgen von: Franz Alt | Hans Diefenbacher | Ottmar Edenhofer | Christian Flachsland | Jochen Flasbarth | Thomas Friemel | Hartmut Graßl | Rüdiger Haum | Peter Hennicke | Lukas Hermwill | Anton Hofreiter | Pierre Ibisch | Hartmut Ihne | Andreas Jung | Martin Kaiser | Claudia Kemfert | Ulrike Kornek | Maria Krautzberger | Manfred Kriener | Mojib Latif | Reinhold Leinfelder | Claudia Martin | Matthias Miersch | Volker Mosbrugger | Michael Müller | Kai Niebert | Hermann E. Ott | N. Reimer | Holger Rogall | Sabine Schlacke | Ann-Kathrin Schneider | Uwe Schneidewind | Susanne Schwarz | Christoph Seidler | Jörg Sommer | Frank-Walter Steinmeier | Frank Uekötter | Barbara Unmüßig | Beate Weber-Schuerholz | Hubert Weiger | Anders Wijkman | Ernst Ulrich von Weizsäcker

HIRZEL

www.hirzel.de